Gewidmet meinen Enkeln Sophia und Samuel,
allen Kindern dieser Welt
und allen Menschen, die ihre Kindlichkeit bewahren.

Impressum

Bugginger Straße 19a, 79379 Britzingen
Telefon +49 7631 937050; Fax +49 7631 937092

Layout, Satz: nr.1 design, Joachim Schulte, 78048 VS-Villingen
Lektorat: textpressis verbis, Marianne Schütz, 76829 Landau
Cover: Köhl Graphic Design, Hans-Georg Köhl, 71287 Weissach-Flacht
Illustrationen: Dr. Karin Wagner, 79379 Britzingen
Fotos: Shutterstock, POTAMOS

ISBN: 978-3-9811851-8-8

Rosemarie Holzer

Quelle der Harmonie

Aktives In-Fluss-Bringen von Lymphblockaden

Sich gut fühlen

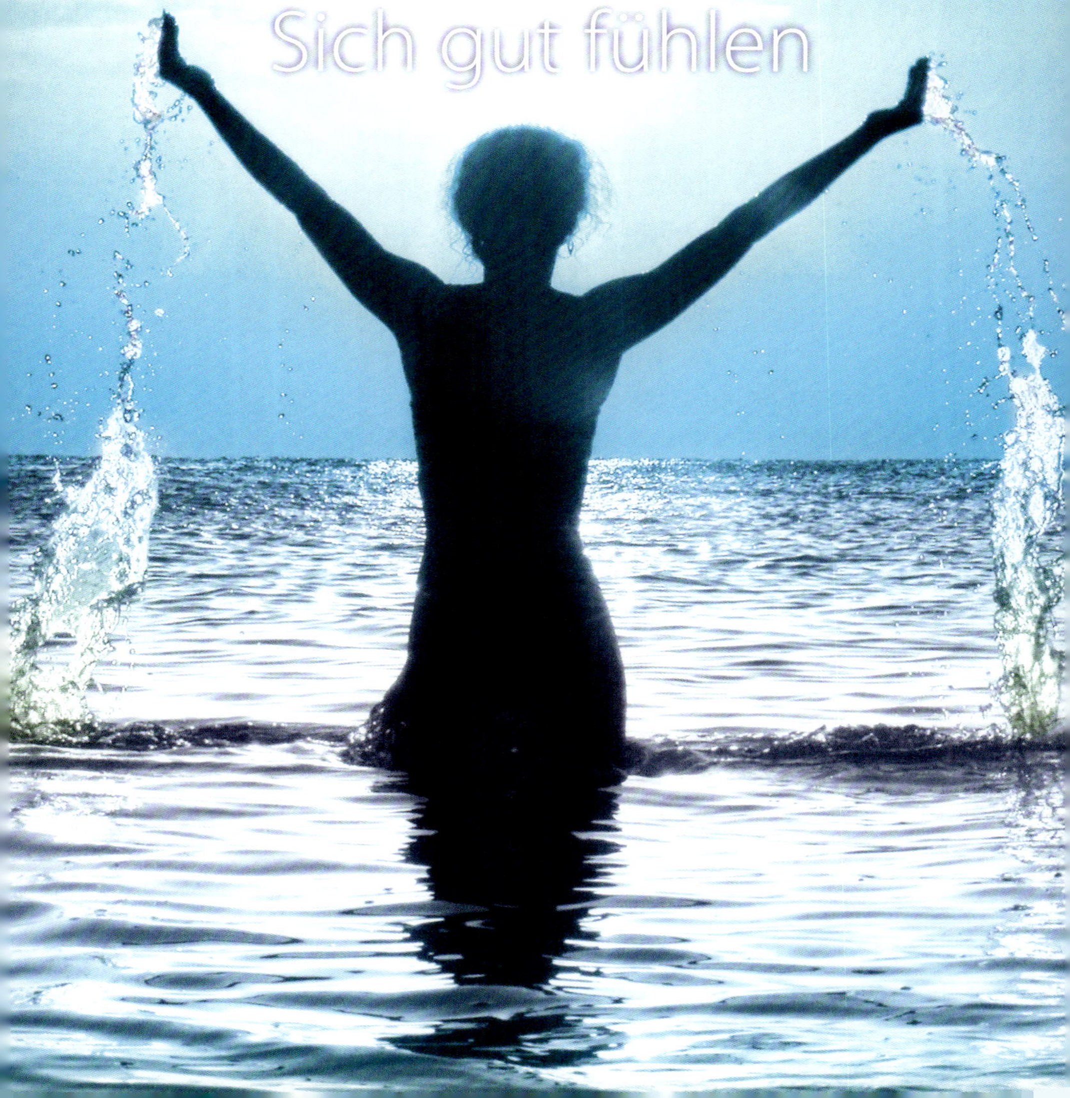

Inhalt

„Das wahre Wissen kommt nur im Erleben.“
(Abdruschin)

Liebe Leserin, lieber Leser,

alle Völker dieser Erde erkennen sich als Zusammenschluss aus dem Willen einer höheren Macht. Überall finden wir enge religiöse Verbindungen zur Natur, den Naturgesetzen und die Achtung vor den Elementen Wasser, Feuer, Luft und Erde. Woher kommen wir, wohin gehen wir?

Wie weit wir in unserer zivilisierten Welt unter der Herrschaft von Verstand und Wissenschaft davon abgerückt sind, zeigt sich unter anderem an einer Ziellosigkeit der Menschen. Die begrenzte Denkweise unterdrückt geistige Empfindung, aber das Ziel des Geistes geht über das Irdische hinaus, und dieses Ziel muss demnach irdisch erfahrbar sein, muss leben und fördernde Werte in sich tragen.

In diesem Buch möchte ich meine eigene Sichtweise und meine Erfahrungen an Menschen vermitteln, die diese geistigen Werte in sich spüren.

Seit Jahrzehnten beschäftige ich mich persönlich und beruflich mit den Themen Acidose und Lymphblockade. Schon in meiner frühen Kindheit wurde mir aufgrund gesundheitlicher Einschränkung bewusst, wie wichtig Bewegung und Ernährung in unserem Leben sind. Darin liegen auch die Wurzeln für meine heutige ganzheitliche Lebenseinstellung:

Die naturverbundenen Eltern, das Elternhaus in naturreicher Umgebung. Der großelterliche Bauernhof mit all seinen Tieren und Pflanzen. Die Arbeit der Großeltern in Achtung vor der Natur. Meine Schulzeit gefördert von Lehrern, die die Ganzheitlichkeit vermittelten.
Später wundervolle Menschen, die meine Neugierde in Bezug auf fernöstliche Therapieansätze stillen konnten.

Einer der wichtigsten Wendepunkte war das Zusammentreffen mit Dr. med. Renate Collier, die mit ihrer Therapie für mich heute noch zu den wichtigsten Pionieren des Säure-Basen-Haushalts zählt. Viele Jahre habe ich sie bei Seminaren im süddeutschen Raum begleitet und dabei eine fundierte Ausbildung erfahren. In Königsfeld im Schwarzwald gründete ich 1993 ein Acidosecentrum, in dem ich meine Acidosetherapie in Ernährung, Bewegung und Selbsthilfe entwickelte.

2002 lernte ich Dr. Barth kennen, der meine Arbeit aus eigener medizinischer Erfahrung unterstützt und mit weiterentwickelt hat. Heute finden Acidose und Lymphe in Ausbildungen und Publikationen des 2004 gegründeten POTAMOS Acidosecentrums vielfältige Resonanz. Viele, viele Patienten, Auszubildende und Seminarteilnehmer haben dieses erlebt.

Unter dem Motto „ALYB by POTAMOS“ (Aktives In-Fluss-Bringen von Lymphblockaden) bieten wir mit den POTAMOS Gesundheitswochen heute ein Therapie-Concept, das mit Körper, Geist und Seele erlebt und erfahren werden kann.

Unwohlsein und Krankheit zeigen immer ein Ungleichgewicht im Körper an. Ich bin davon überzeugt, dass wir unsere Sinne für die Umwelt und für uns selbst wieder wahrnehmen lernen müssen, um dieses innere Gleichgewicht anstreben zu können. In der heutigen technisierten Welt ist es um so dringlicher, dieses sinnhafte Spüren, Erleben, Wahrnehmen den Kindern schon in Elternhaus, Kindergarten und Schule zu vermitteln.

Der Weg zu körperlicher Gesundheit und geistiger Wachheit wird vom Gleichgewicht der Natur mitgeprägt, wie es sich harmonisch in den vier Elementen Wasser, Feuer, Luft und Erde findet.

Rosemarie Holzer

Säftelehre

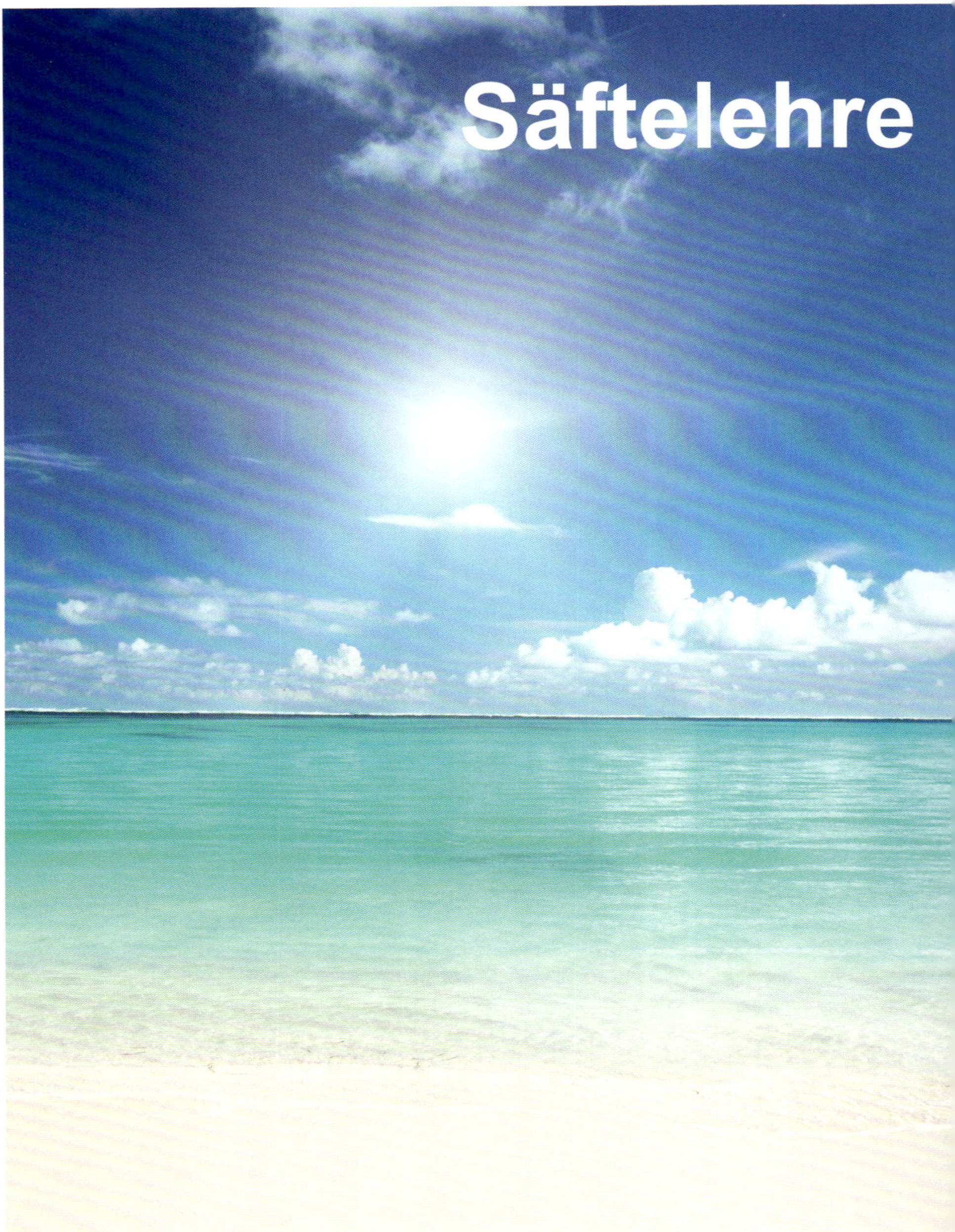

gestern und heute

Geprägt durch meine Krankenschwester- und Heilpraktikerausbildung wurde mir bewusst, dass wir hauptsächlich symptomatisch und nicht ursächlich therapieren.
Verbunden mit meiner eigenen Suche nach Wohlsein und stetigem Ausprobieren von fernöstlichen Methoden, z. B. Ayurveda-Küche, Hatha-Yoga, Qi Gong/Tai Qi, durfte ich am eigenen Leibe spüren: „Es fließt!" oder „Es blockiert!".

Mit der Acidose-Lymphmassage entwickelte ich ein gutes Gespür für den Zustand, die Viskosität des Gewebes von Sol- bis Gelzustand (flüssig bis zähflüssig). Mit Acidose-Lymphmassage und entsprechender Ernährung können wir ein verfestigtes Gewebe wieder in Fluss bringen.

Was wir heute in POTAMOS zur Lymphe (= klares Wasser) lehren, habe ich von der „Säftelehre", der Grundlage für die Heilkunde in allen alten Kulturen, abgeleitet. „Säfte" waren nach Hippokrates (460-377 v. Chr.) das Blut, der Schleim, die dunkle und gelbe Galle; Galen (131-201) fügte deren Betrachtung noch die „Harnschau" hinzu.

In unserer heutigen, modernen Medizin wird diesem alten, ganzheitlichen Ansatz zu wenig Beachtung geschenkt.

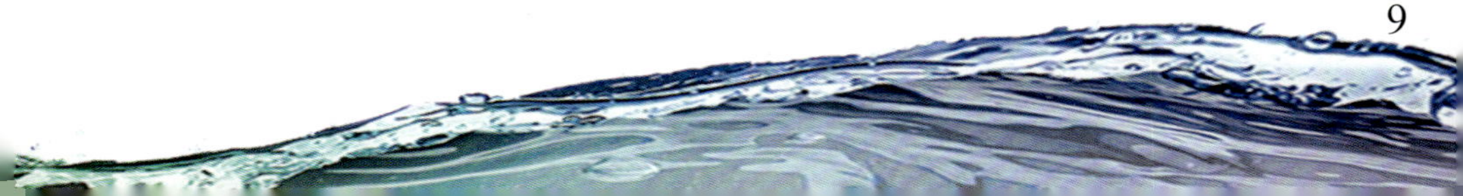

Die für mich wichtigsten Stationen der Geschichte der Medizin, insbesondere der Säftelehre:

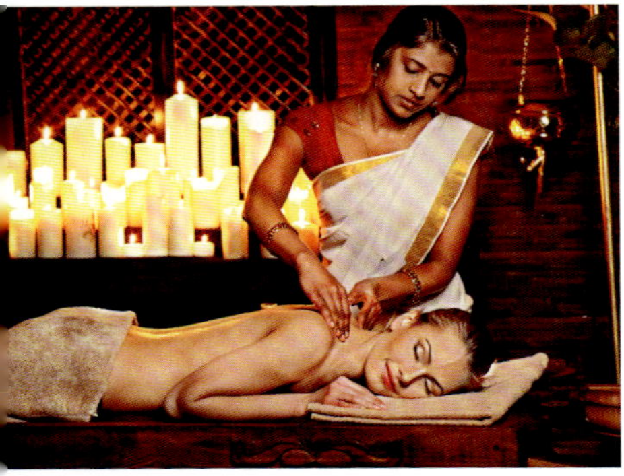

Der **indische Ayurveda** ist das älteste überlieferte Gesundheitssystem, geschätzt **5000 Jahre alt**. Die ältesten Aufzeichnungen datieren von ca. 3000 v. Chr.
Die Grundlage bildet die Temperamentenlehre verbunden mit den Elementen. Das Gleichgewicht der Elemente Wasser, Feuer, Luft und Erde ist noch heute ein Schwerpunkt des Ayurveda.

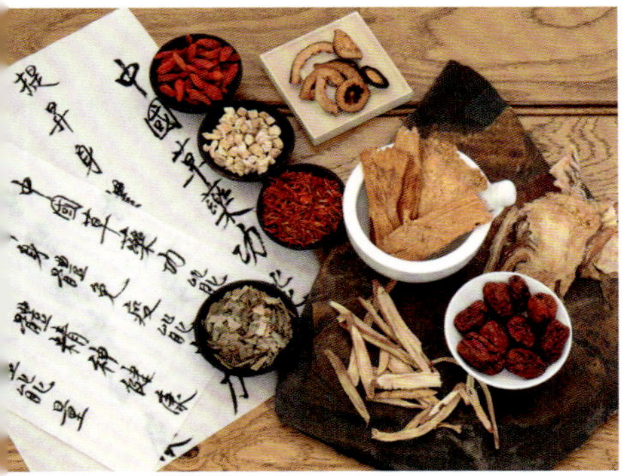

Die philosophischen Grundlagen der **Traditionellen Chinesischen Medizin (TCM)** sind **3-4000 Jahre alt.**
Das älteste Lehrbuch, „Die innere Medizin des Gelben Kaisers“, wurde ca. 300 v. Chr. geschrieben und bildet bis heute eine wichtige Grundlage für die TCM-Ausbildung. Darin genannt werden u. a. Akupunktur, Pharmazie, Kräuterlehre, Energiearbeit (Qi Gong/Tai Qi), Ernährung.

In der **ägyptischen, griechischen und römischen Antike, ca. 500 v. Chr.,** wurden Kranke im Tempel behandelt, der Erfolg wurde als göttliches Heilwunder bezeichnet.

Hippokrates von Kos (ca. 460-377 v. Chr.) wurde bekannt dafür, dass er sich von den Tempelanhängern unabhängig machte und sich von der religiös-magischen Heilkunde löste.
Noch heute schwören Ärzte den „Eid des Hippokrates“.

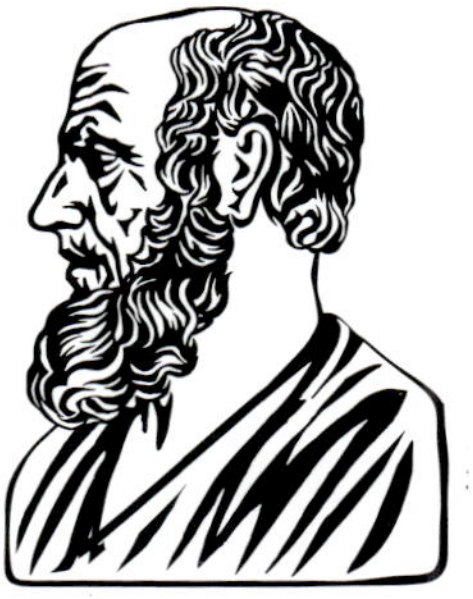

Hippocrates

Die **Säftelehre (Humoralpathologie)** wurde zur Grundlage der Hippokratiker, die in einer der berühmtesten Ärzteschulen auf der Insel Kos gelehrt wurde:

Eukrasie (= Gesundheit) besteht, wenn die Säfte in Harmonie sind.

Es gibt vier **Kardinalsäfte:** Blut, Schleim, dunkle Galle und gelbe Galle.

Bei **Dyskrasie** (= Krankheit) ist deren Beschaffenheit gestört.

In der **Krisis** werden Krankheitsstoffe wie Schweiß, Harn, Kot, Auswurf, Erbrechen, Eiter oder auch Blut ausgeschieden.

Galen (131-201 n. Chr.)

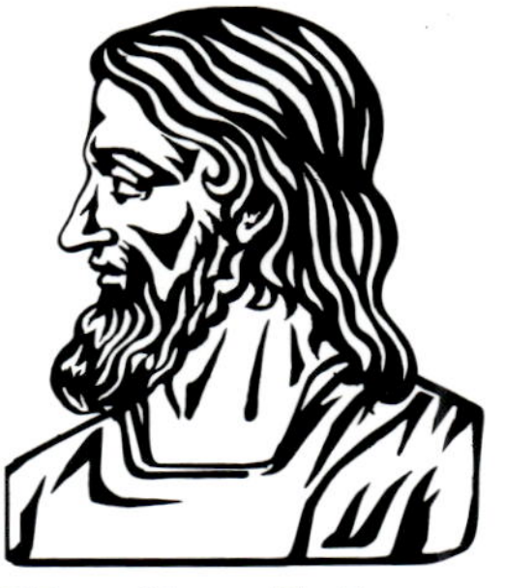

Claudius Galenus

Noch immer übten Priesterärzte ihre Heilkunst aus.

Galen sah im Heilen ein Zusammenspiel der Naturheilkräfte mit dem ärztlichen Handeln. Die Behandlungsgrundlage bestand in der Reinigung des Körpers durch Ableitung und Ausleerung über Darm und Haut. Bei Rheuma (die Bezeichnung stammt vermutlich von Galen) wurden bittere Säfte eingesetzt.

Galen veröffentlichte Abhandlungen über Anatomie, Pharmakologie und Chirurgie.

Diese Anschauungen galten neben der hippokratischen Lehre parallel zum medizinischen Denken im Abendland.

Unter Kaiser Justinian (527-565) fand im Jahre 553 das 2. Konzil zu Konstantinopel statt. Danach enthielten die christlichen Bekenntnisse nicht mehr die Reinkarnationslehre – für mich ein tiefer Einschnitt in das ganzheitliche Denken der westlichen Welt: Wo kommen wir her, wo gehen wir hin?

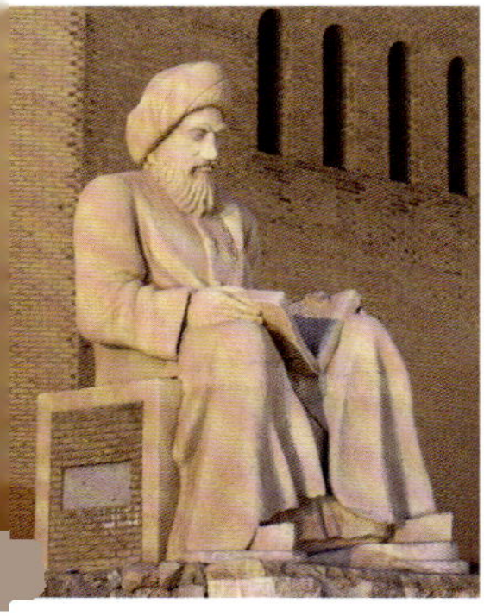

Avicenna (980-1037), persischer Arzt, Physiker, Philosoph, Jurist, Mathematiker und Astronom, vereinte griechische, römische und persische medizinische Traditionen. Der Kanon der Medizin ist das berühmteste Werk von Avicenna.

Die wichtigste **Medizinschule in Salerno (ca. 1000-1300)** brachte den Arzneimittelhandel aus dem Orient nach Italien zum Blühen. An der Schule vermischten sich auf harmonische Weise die medizinischen Wissensstände verschiedener Kulturen: der griechischen, der arabischen, der westlich-lateinischen und der jüdischen.

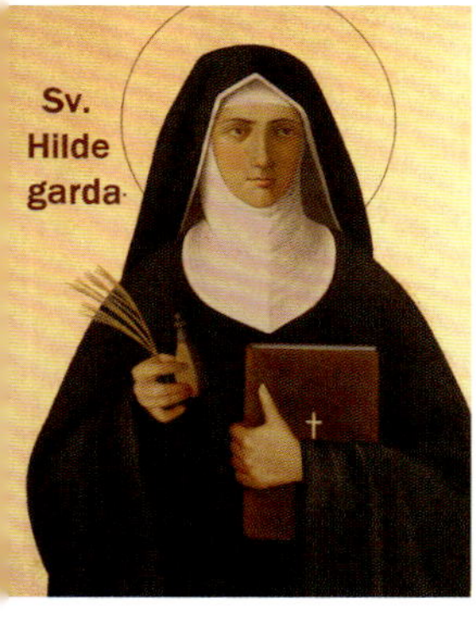

Die Naturheilkunde der **Hildegard von Bingen (1098-1179)** prägte die **Klostermedizin des Mittelalters** und wird bis heute angewandt: Schon sie arbeitete mit den zu den Konstitutionstypen passenden Methoden. Sie hat Astrologie und Theologie sowie die Signaturenlehre - Heilpflanzen werden an ihren äußeren Eigenschaften erkennbar -, Edelsteine und Methoden wie den Aderlass einbezogen.

Nach dem Fall von **Konstantinopel (1453)** übernahmen die islamischen Gelehrten die medizinischen Fraktionen. Sie entwickelten Schulen auf der Basis des „Kanon der Medizin“ des persischen Arztes und Naturwissenschaftlers Avicenna (980-1037).

Im 15./16. Jahrhundert legte **Francis Bacon Vesalius** das Schwergewicht der Medizin auf die eigene Beobachtung am Menschen.
Hauptgebiete medizinischer Betrachtung wurden Anatomie und Physiologie inklusive des Blutkreislaufes und der Pumptätigkeit des Herzens.

Paracelsus (1493-1541) Philippus Theophrastus Aureolus Bombastus von Hohenheim, genannt Paracelsus, gab der Biochemie erste Impulse. Von ihm stammt der Satz: „Die Dosis macht das Gift“. Zur erfolgreichen Ausübung der ärztlichen Kunst bedarf es nach Paracelsus vier Fachdisziplinen Philosophie, Astronomie, Alchemie und Proprietas (Redlichkeit).

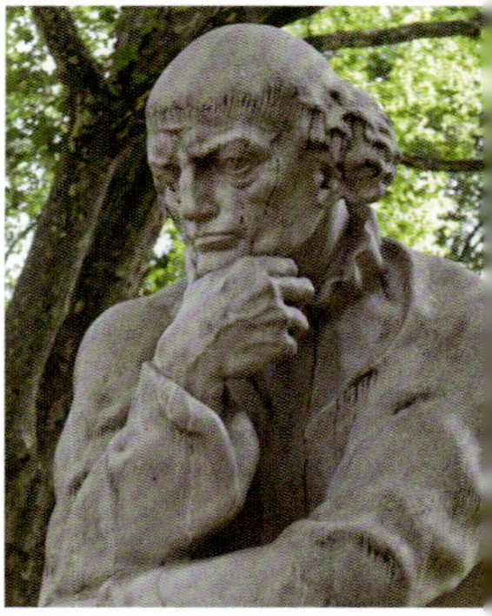

Ab dem 16. Jahrhundert wurde der ärztliche Stand als Berufsvereinigung organisiert und verdrängte damit Heilberufe wie Heiler/“Hexe“, Hebamme, Bader.

Ab dem 18. Jahrhundert entwickelten sich die universitäre Medizin wie auch Gynäkologie, Zahnheilkunde, Chirurgie.

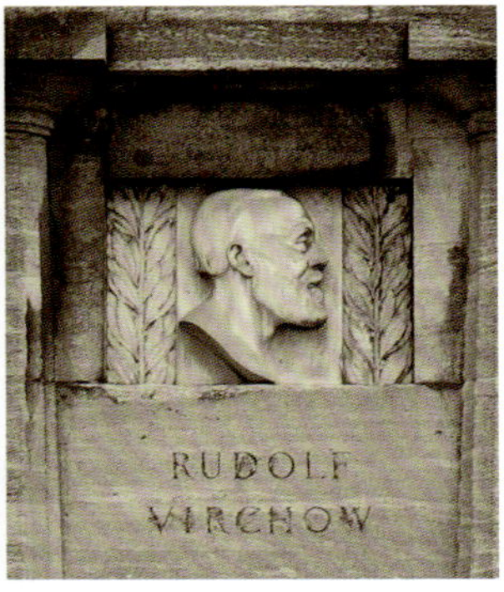

Rudolf Virchow (1821-1902) war der Pionier der mikroskopischen Pathologie (Zellpathologie) und der Histologie.
Sein Freund, der Chirurg und Schriftsteller **Carl Schleich (1859-1922),** der u. a. das Buch „Es läuten die Glocken" schrieb, bildete mit seiner Orientierung an den Naturgesetzen den Gegenpol zur nunmehr modernen medizinischen Wissenschaft.

Diese neue Richtung der Zelllehre löste endgültig die Säftelehre ab.

Seitdem beherrschen neue Themen die Medizin:
Hygienemaßnahmen
Bakteriologie, Mikrobiologie
Einführung der Narkose, Anästhesie
Neue Erkenntnisse der Physiologie (Nerven, Verdauung, Herzkreislauf, Endokrine Systeme, Stoffwechsel)
Radiologie
Nanotechnologie, Gentechnik
Quantenmedizin
Lasertherapien
Computersimulation

Die heutige Medizin - ca. 250 Jahre jung -, basiert auf den modernen Naturwissenschaften Physik, Chemie, Biologie und Psychologie. Trotzdem sprechen wir von ärztlicher Kunst oder ärztlichem Handwerk (griech. „Iatrik"). Hochtechnische, elektronische Geräte verdrängten die **Be-handlung.**

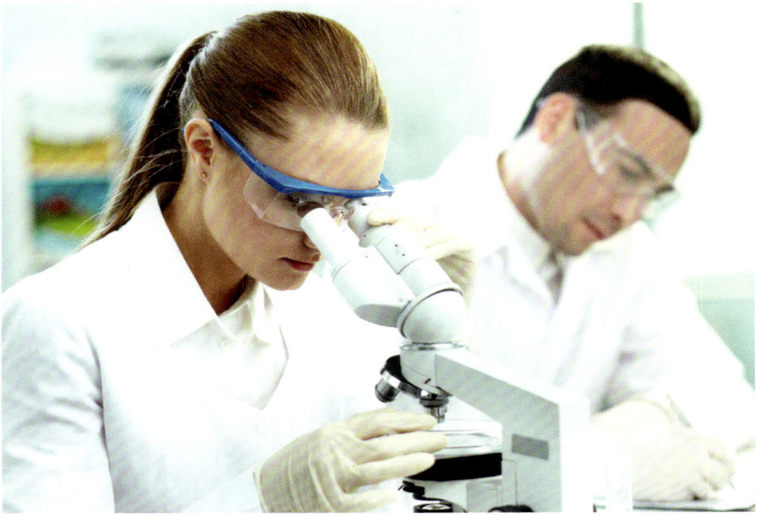

Die Wahrheit ist immer einfach und klar: „simplex sigillum veri". Unsere heutige Medizin spricht oft trocken und unverständlich – „trocken" im wörtlichen Sinne, da die wahrnehmbaren Körperflüssigkeiten außer Acht gelassen werden. Labors und Messmethoden ersetzen die einfachen Sichtweisen der Naturheilkundigen.
Im Potamos Acidosecentrum wird dieses alte Wissen mit eingebunden: Typenlehre, Säftelehre (Lymphe), individuelle Bewegung und Ernährung unter Berücksichtigung der vier Elemente Wasser, Feuer, Luft und Erde.

Säure-Basen-

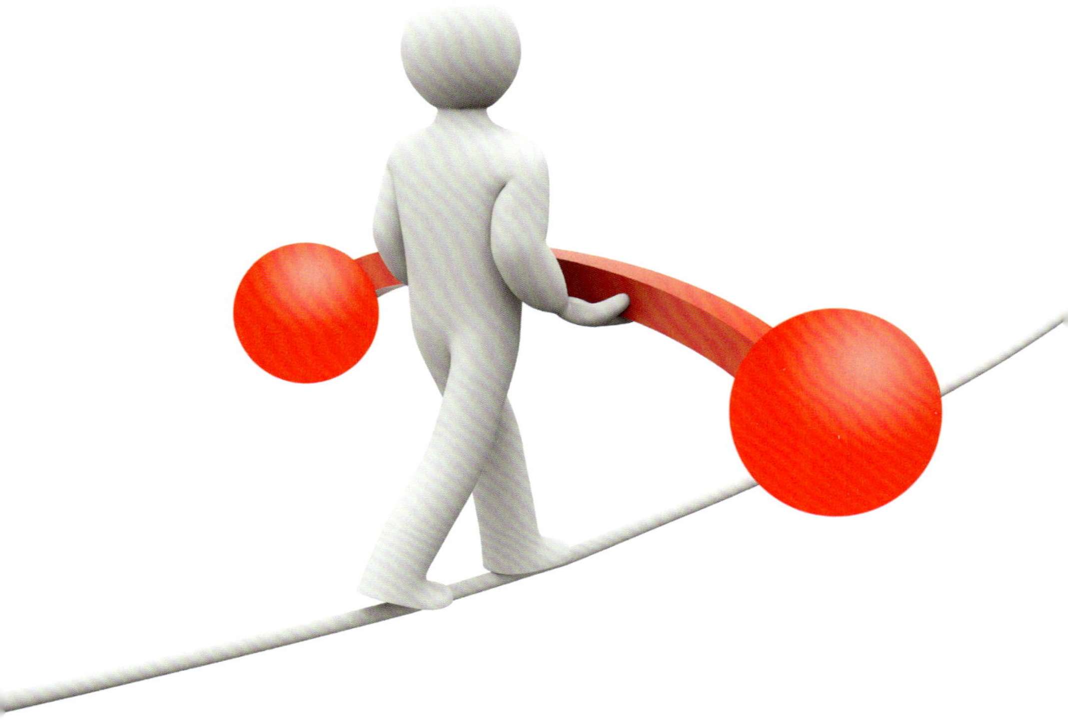

Haushalt
- individuelle Balance

Die Begriffe Säure-Basen-Haushalt und Übersäuerung **(Acidose)** sind heute auch medizinischen Laien vertraut. Die meisten Naturheilkundler beziehen sie in ihre Therapie ein.
Dagegen verwendet die Schulmedizin den Begriff Acidose vorwiegend im Sinne von Blutacidose, wenn etwa in der Intensivmedizin bei zu niedrigem Blut-pH-Wert Lebensgefahr besteht. Normalerweise reguliert der Körper das Blut in ganz engem Rahmen um pH 7,3 herum.

Was verstehen wir unter Acidose?

Unter dem Begriff Acidose verstehen wir im Allgemeinen die Gewebsübersäuerung (lateinisch acidus = sauer), wie sie der Biochemiker Friedrich Sander Mitte der 1950er Jahre als latente (versteckte) Übersäuerung definiert hat.
Im Gegensatz zur Blutacidose beschreibt die latente Gewebsacidose einen ständig wechselnden pH-Wert. Bei Gesunden pendelt die Selbstregulation den Gewebe-pH-Wert in Richtung 7,3 oder höher ein. Die latente Acidose ist ein Gradmesser für Gesundheit oder Krankheit von Geweben, Organen und des gesamten Körpers.

Der Gewebszustand hängt ab von der Viskosität (Zähflüssigkeit) der Lymphe: ob sie sich im Sol- (flüssig) oder Gelzustand (zähflüssig) befindet. Ein Baby mit seinem weichen Gewebe symbolisiert den Solzustand gegenüber dem schmerzenden, eher harten Gewebe eines Fibromyalgiepatienten. Dazwischen können große graduelle Abstufungen und Schwankungen liegen.

Was ist Lymphe?

Die Lymphe (lat. ‚Quellwasser, reines, fließendes Wasser') ist für unsere Gesundheit, ja unser Schicksal, von ganz besonderer Bedeutung. Und doch weiß heute kaum noch jemand darüber so richtig Bescheid, ganz im Gegensatz zu beispielsweise Hildegard von Bingen vor 1000 Jahren oder sogar dem Ayurveda vor 5000 Jahren, bei denen das Gleichgewicht der Säfte das Ziel ihrer Heilmethoden bildete.

Wir bei Potamos verwenden den Begriff Lymphe für die extrazelluläre Flüssigkeit mit gelösten und ungelösten Inhaltsstoffen (auch extrazelluläre Matrix genannt).

Alle Lebewesen auf diesem Planeten – von den Einzellern über Amphibien, Wirbeltiere, Fische und Vögel bis hin zum Menschen – entstanden aus dem Urwasser, dem Urmeer.

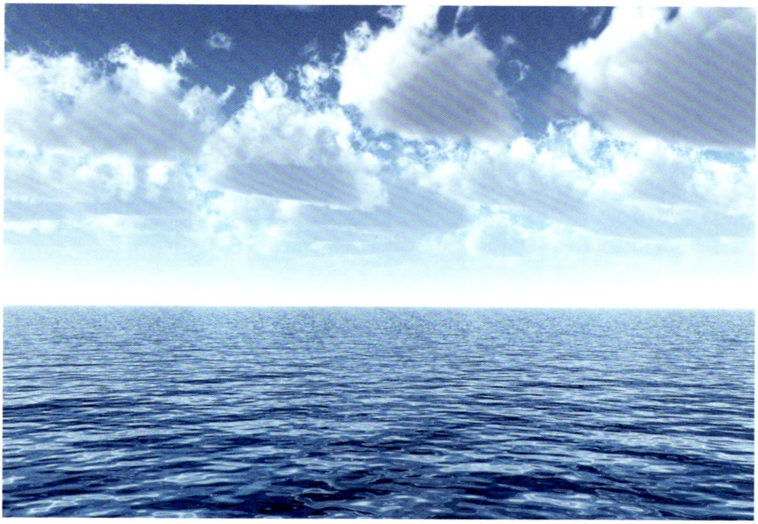

Unser Körper besteht zu 70-80 % aus Wasser, wovon sich 50-60 % intrazellulär und 40-50 % extrazellulär befinden. Wir bei Potamos verwenden für extrazelluläres Wasser großzügig den Begriff Lymphe, weil der Unterschied intrazellulär und extrazellulär entscheidend ist. Da sich Wasser zwischen allen Zellen in jedem Gewebe befindet, bezeichnen wir auch die Blutflüssigkeit (Serum), die extrazelluläre Flüssigkeit in Großhirn und Rückenmark (Liquor), im Auge den Glaskörper, in den Gelenkkapseln die Synovialflüssigkeit und im Ohr die Ohrlymphe generell als Lymphe.

„Alles in Fluss“: Wir fühlen uns wohl und gesund, wenn der Säure-Basen-Haushalt im Gleichgewicht ist, d. h. wenn die Lymphe optimal fließt.

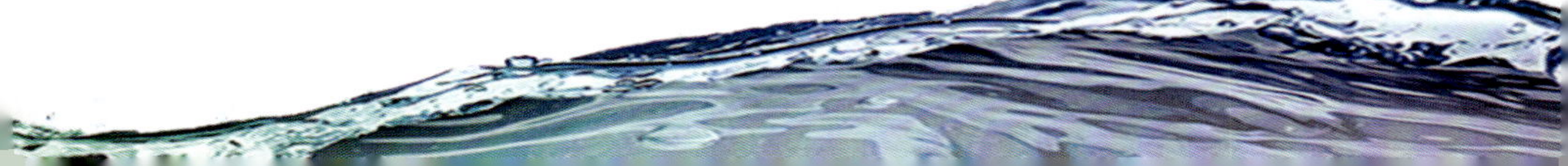

Die acidotische

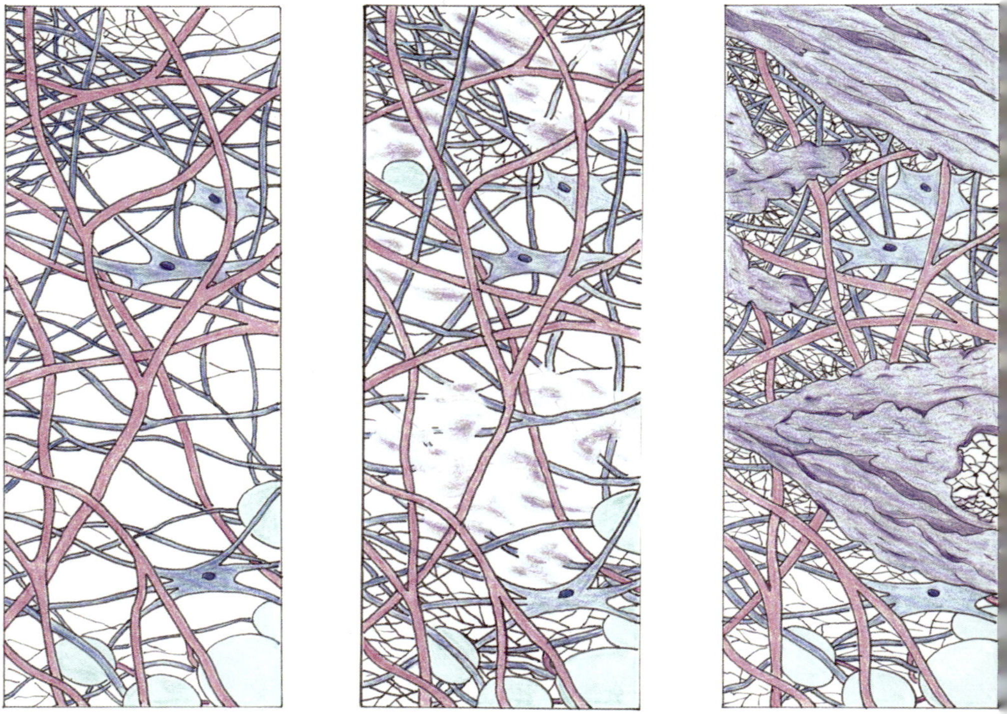

Lymphblockade

„Mit acidotische Lymphblockade bezeichnen wir die graduell zunehmende Erstarrung der zellumgebenden Lymphe aufgrund der säurebedingten Verfestigung des darin enthaltenen Eiweißes. Dies führt zu immer stärkerer Versorgungsstörung mit entsprechendem Leistungsabfall und schließlich Krankheit.“ (Dr. med. A.H. Barth)

Unter einer Lymphverfestigung leiden Organe und schließlich das gesamte Regulationssystem (die Grafik zeigt die Entwicklung vom Sol- zum Gelzustand. Die acidotische Lymphblockade mündet nicht selten in chronische Krankheit, z. B. Fibromyalgie und rheumatische Beschwerden, Gelenkbeschwerden und Arthrosen, Kopfschmerz/Migräne oder Verdauungsstörungen und Stoffwechselerkrankungen.

Wie kommt es zu einer acidotischen Lymphblockade?

Die Lymphe in Fluss zu bringen und zu halten, ist ein wahrer Jungbrunnen in jedem Alter:

Wir bewegen uns heute viel zu wenig an der frischen Luft. Der Sauerstoffaustausch fördert die Entsäuerung und gleichzeitig den Lymphfluss. Bewegung ist Leben und Zellerneuerung.

Außerdem haben wir uns über die Jahre und Jahrzehnte zu viele Säure bildende Stoffe zugeführt, vor allem Zucker und Milcheiweiß. Dagegen mangelte es an Basen bildenden Substanzen wie Gemüse, Obst und Getreide, die wir für Gesundheit und Widerstandskraft benötigen.

Wie kann ich eine acidotische Lymphblockade feststellen?

Diagnostizieren lässt sich eine acidotische Lymphblockade mit verschiedenen naturheilkundlichen Methoden wie Irisdiagnostik, Dunkelfeld nach Enderlein, Urindiagnostik, Kirlianfotografie, Wärmebildfotografie, Kinesiologie, Segmentlehre.

Für uns bei Potamos ist der Diagnosegriff ein wichtiger Gradmesser für den Sol- und Gelzustand des Bindegewebes:

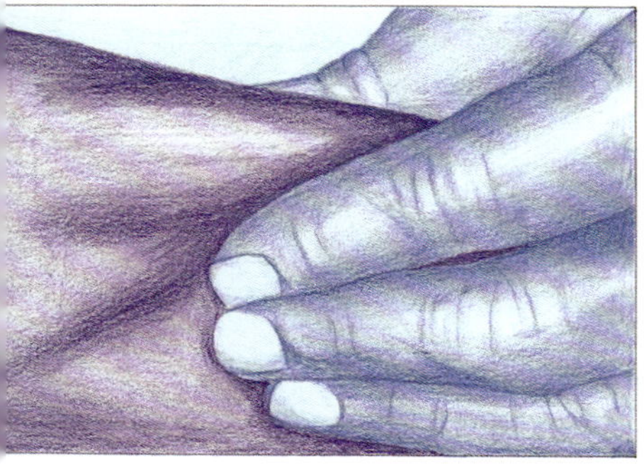

Je mehr sich der Solzustand (hoher pH-Wert, > 7,5) der Lymphe in Richtung Gelzustand (niedriger pH-Wert, < 6) verlagert, um so zäher und starrer wird das Gewebe.

Grad 1 (z. B. Handrücken): dünne Hautfalte
Grad 2 (z. B. Unterarm): 1-2 cm
Grad 3 (z. B. Nacken, Knieinnenseite): 3-5 cm, gelartig bis kompakt
Grad 4: Hartes, zähes Gewebe, keine Hautfalte zu fassen („Säurestarre“)

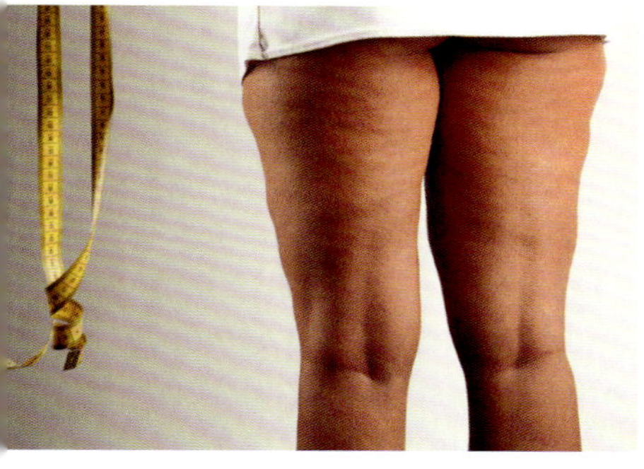

Blockaden spürt man vor allem an Stellen, die wenig bewegt werden, z. B. im Schulter-Nacken-Bereich, bei sitzender Tätigkeit in Knie und Unterbauch.

Visuelle Diagnostik nach Potamos: Konstitutionstypen und weitere Betrachtungen

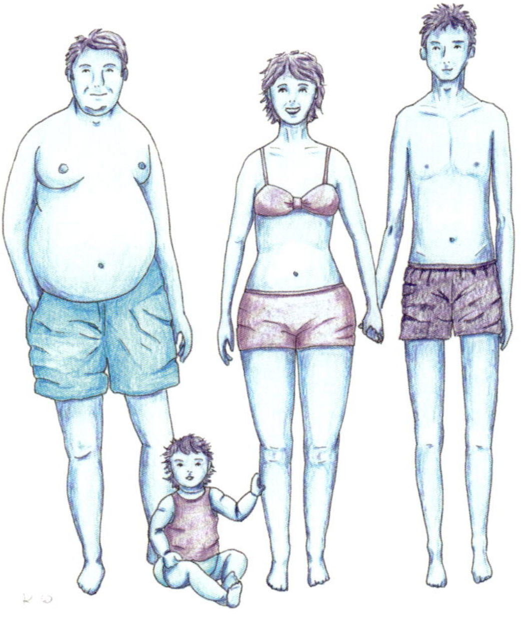

Wir haben mit der „Visuellen Diagnostik nach Potamos" eine Methode entwickelt, die auf Konstitutionstypen sowie der Betrachtung von Gesicht, Händen und Füßen basiert.

Die Typen nach Potamos:

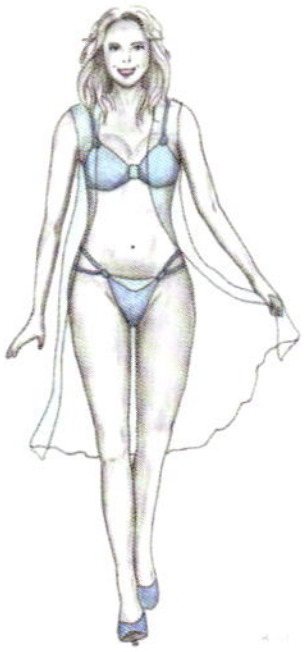

Idealtyp
Den Idealtyp zeichnen eine positive Ausstrahlung und ein harmonisch federnder Gang aus. Der Kopf ist aufgerichtet, die Schultern hängen locker, der Atem fließt tief und leicht bis in den Bauch.

Kurz gesagt: Alles ist harmonisch und in Fluss!

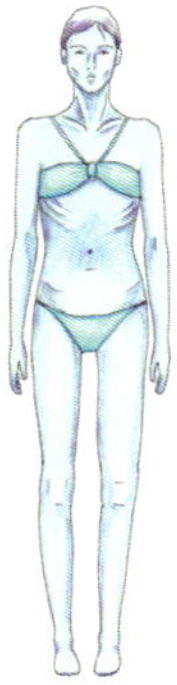

Verhärtungstyp
Menschen des Verhärtungstyps wirken fest, haben meist einen brettharten Bauch. Die Muskulatur und das Gewebe sind verhärtet und stehen unter Spannung. Die Atmung ist oft flach. Der Verhärtungstyp friert leicht. Er wirkt schnell gestresst und gereizt.

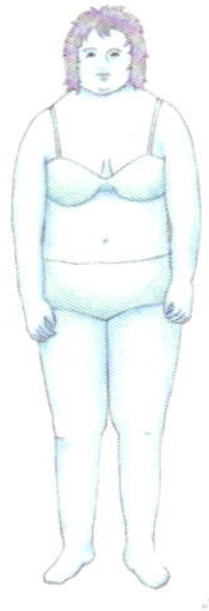

Quelltyp
Der Quelltyp ist am ganzen Körper gleichmäßig gequollen. Der Kopf sitzt scheinbar auf den Schultern, da der Hals kaum sichtbar ist. Im Gegensatz zum quirligen Quelltyp bewegt sich der phlegmatische Quelltyp ungern, mag es eher beschaulich. Beide frieren nie, sondern haben meist sogar einen Wärmeüberschuss.

Neben den reinen Verhärtungs- und Quelltypen gehört ein großer Teil der Menschen zu den Mischtypen, die als Apfel- oder Birnenform zu unterscheiden sind:

Mischtyp: Apfelform
Viele Männer haben einen „Großtrommelträger"-Bauch und in der Folge ein starkes Hohlkreuz, außerdem dünne Arme und Beine. Sie sind oft kurzatmig.

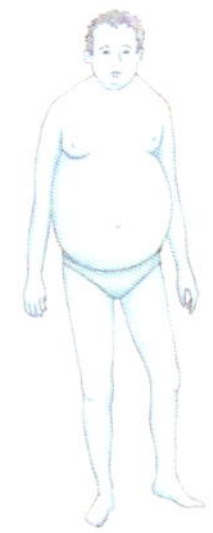

Mischtyp: Birnenform
Meistens gehören Frauen zu diesem Typ, oft schon in jungen Jahren. Sie wirken schlank, weil Gesicht und Oberkörper schmal bis verhärtet sind. Von der Taille abwärts ist der Körper massiv gequollen, das Becken erscheint breit. Cellulite („Reithosen") an den Oberschenkeln ist ausgeprägt bis hin zu Lymphödemen bis zu den Knöcheln.

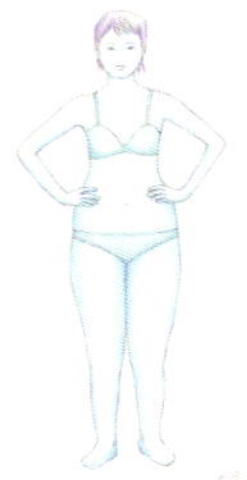

Betrachtung von Gesicht, Händen und Füßen

Gesicht
Die Hautfarbe ist oft ein Maßstab für Stoffwechselstörungen:
Ein rotes Gesicht etwa kann sowohl auf Bluthochdruck hinweisen wie auch auf eine Glutenunverträglichkeit; ein blasses, gelbliches Gesicht weist auf B-Vitamin-Mangel und Milchunverträglichkeit hin; ein bläuliches Gesicht kann eine Herzproblematik wie auch eine Toxinbelastung im Körper, z. B. Blei, anzeigen.

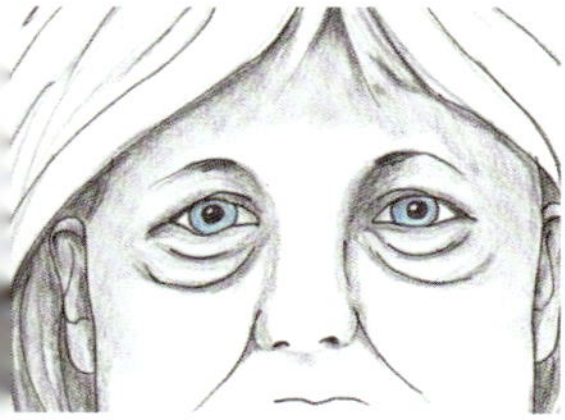

Tränensäcke sind Anzeichen von Nierenüberlastung. Dunkle Ringe und Schatten unter den Augen können Folgen von zu wenig Schlaf sein, aber auch auf eine Leberschwäche hinweisen aufgrund von Medikamenten, Alkohol wie auch von zu viel Rohkost. Kinder mit Augenringen leiden oft unter einer großen psychischen Belastung; ins Auge zu fassen ist auch eine Untersuchung auf Parasiten.

Oberlippenfalten und Falten vor den Ohren deuten auf Hormonmangel und einen unausgeglichenen Hormonhaushalt hin. Rhagaden (Einrisse) an den Mundwinkeln sind meist Symptome für Eisen- oder Vitamin-B12-Mangel.

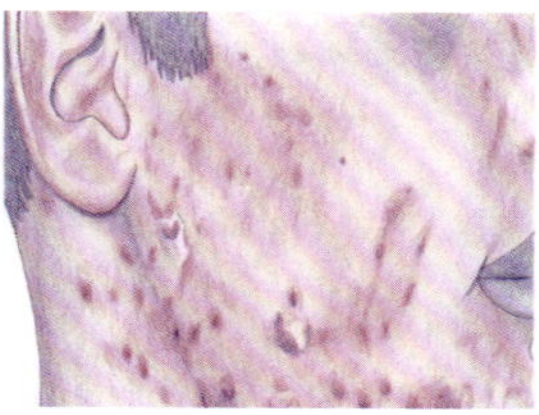

Rote, kleine Pickel sind oft die Folge von zu viel Kohlenhydraten in der Nahrung, vor allem Zucker. Der gefürchteten Akne mit großflächigen, oft erhabenen Pusteln liegt so gut wie immer eine Milchunverträglichkeit in Verbindung mit zu viel Zucker, also vor allem dem häufigen Verzehr von Milchschokolade, zugrunde.

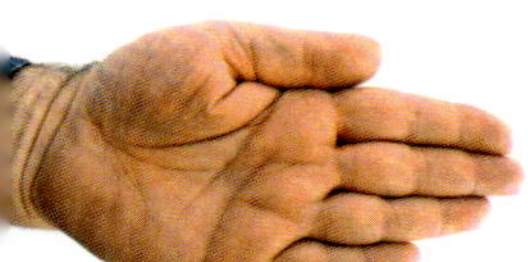

Hände und Füße

Wie bei den Reflexzonentherapien können wir aus der Betrachtung von Händen und Füßen gleichwertige Aussagen ableiten:

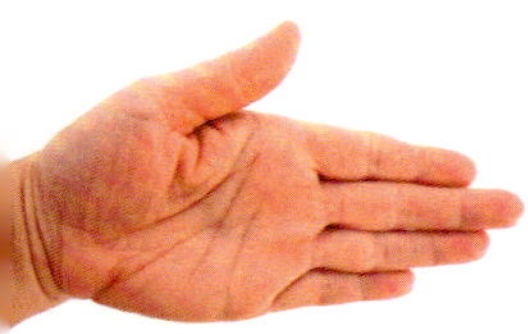

Gelbe Hand- und Fußflächen sprechen für einen zu hohen Eiweißverzehr aus Tiermilchprodukten und Fleisch, vor allem Schweinefleisch. Rote dagegen deuten auf zu hohen Zuckerverzehr hin, speziell Süßigkeiten; meist sind diese Menschen an den Füßen kitzelig. Im Anfangsstadium kann die Farbe häufig wechseln, erst bei längerfristigen Ablagerungen bilden sich mit der Gelbtönung auch Hornhaut, bei Rotfärbung eher rötlich-weiße Bläschen.

Trockene Haut an Händen und Füßen verbunden mit Ferseneinrissen deuten auf eine Glutenunverträglichkeit hin, feuchtnasse Hände und Füße auf eine Milcheiweißunverträglichkeit, oft verbunden auch mit einer Nierenschwäche.

Nagelpilzbefall weist auf eine Übersäuerung und eine gestörte Darmflora hin. Deshalb ist er immer von innen zu behandeln.

Geht der Solzustand im Bindegewebe in einen Gelzustand über, so sprechen wir bei Potamos von einer acidotischen Lymphblockade. Zur Diagnostik spielen die vier Konstitutionstypen eine entscheidende Rolle.

Es gibt viele gute Hilfsmittel, die die Lymphe wieder in Fluss bringen und acidotische Lymphblockaden auflösen können.
Aktive und passive Bewegung, eine individuelle, tier-milcheiweißfreie und basenüberschüssige Ernährung, ein positives persönliches Umfeld bilden den Königsweg, um sich wohlzufühlen.

Welche Bewegung

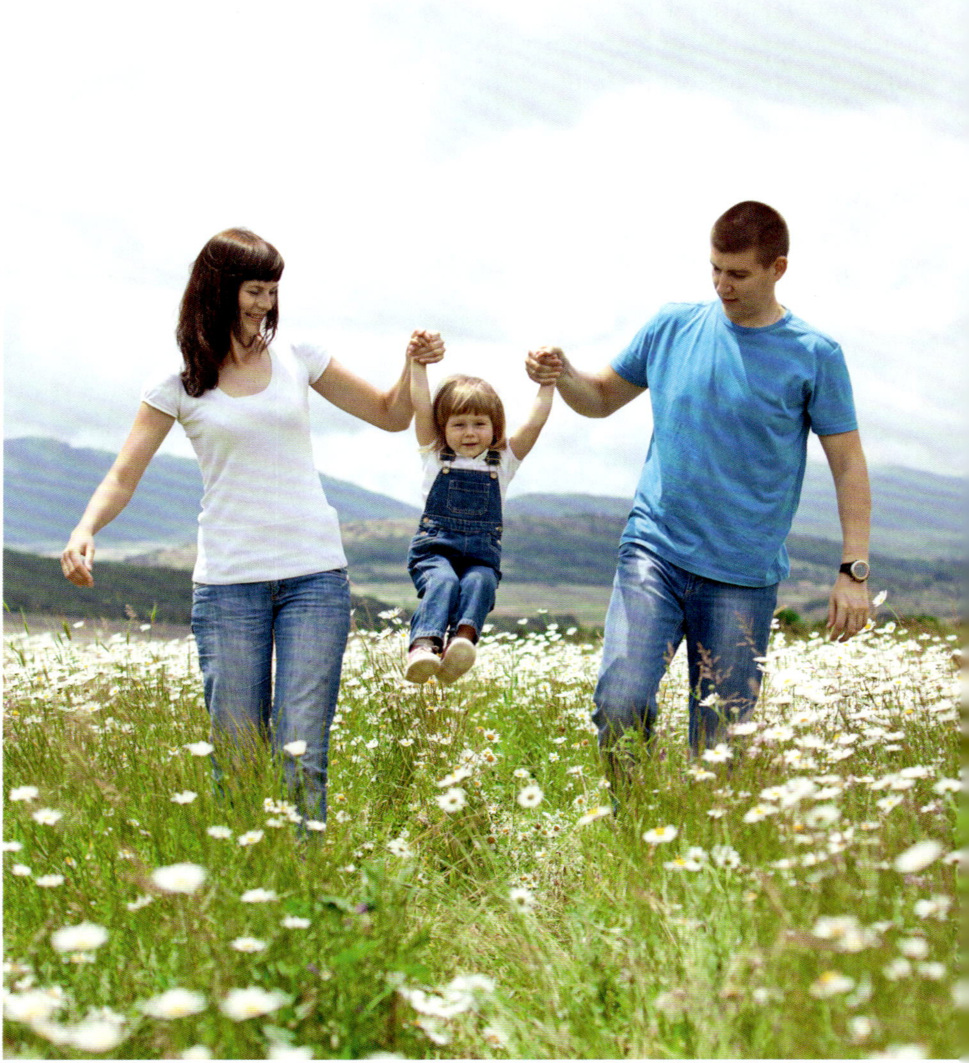

tut mir gut?

Leben ist Bewegung. Das Sprichwort „Wer rastet, der rostet“ können wir in jungen Jahren ebenso wie im Alter erfahren. Wir erleben immer wieder, dass aktive, vitale Menschen plötzlich abstürzen, wenn sie keine Aufgabe mehr haben. Umso wichtiger ist es, in solchen Situationen den Körper in Bewegung und in einem geregelten Rhythmus zu halten (vgl. „Organuhr“, S. 44). Mutter Natur bietet uns viele Möglichkeiten, Kraft und Energie zu tanken.

Typgerecht und individuell

Aktive Bewegung wirkt lymphverflüssigend. Eine angenehme Erfahrung ist es, wenn sich nach Nordic Walking, Schwimmen, Radfahren oder Wandern eine wohlige Wärme und Entspannung im Körper ausbreiten.

Eine besonders wirkungsvolle Form der aktiven Bewegung habe ich durch meine Seminararbeit entwickelt: die Acidose-LymphGymnastik. Sie verbindet unterschiedliche Bewegungselemente miteinander. In jedem Alter und auch bei körperlichen Bewegungseinschränkungen ist sie eine sanfte, aber effektive Form, die acidotische Lymphblockade aufzulösen. Die Acidose-LymphGymnastik kann zu Hause oder während eines Spaziergangs in der freien Natur durchgeführt werden. Sie führt zu Entspannung und Harmonie. Es fällt mit ihr leicht, das innere Gleichgewicht wiederzufinden und die eigene Mitte vom Stress in Beruf oder Familie zu befreien.

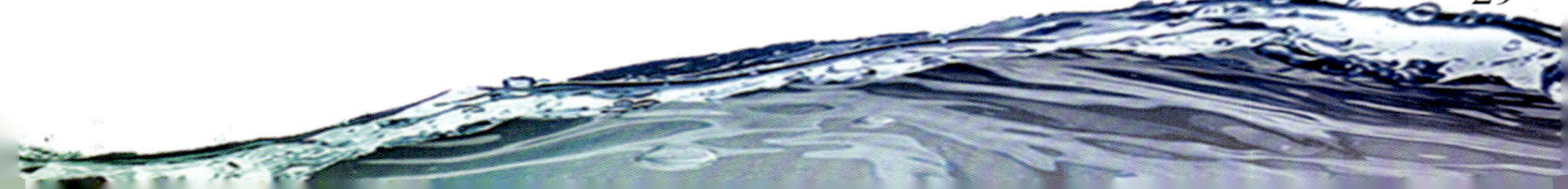

Ist die Lymphe sehr stark verfestigt und blockiert, hilft die passive Bewegung des Gewebes. Hier hat sich die ACIDOSE-LYMPHMASSAGE sehr bewährt.

ACIDOSE-SELBSTMASSAGE und die ACIDOSE-LYMPHGYMNASTIK haben sich aus praktischen Abläufen in meinen Seminaren und teilweise zusammen mit Seminarteilnehmern entwickelt. Sie enthalten sehr viel kreative Selbsterfahrung.

Mir liegt viel daran zu vermitteln, dass typgerechte Bewegung Spaß macht und die Vorliebe für eine Bewegungsart sich mit den Jahren ändern kann, z. B. kann aus einem begeisterten Jogger im Alter ein engagierter Wanderer oder Tänzer werden – wichtig ist die Lust an der Bewegung!

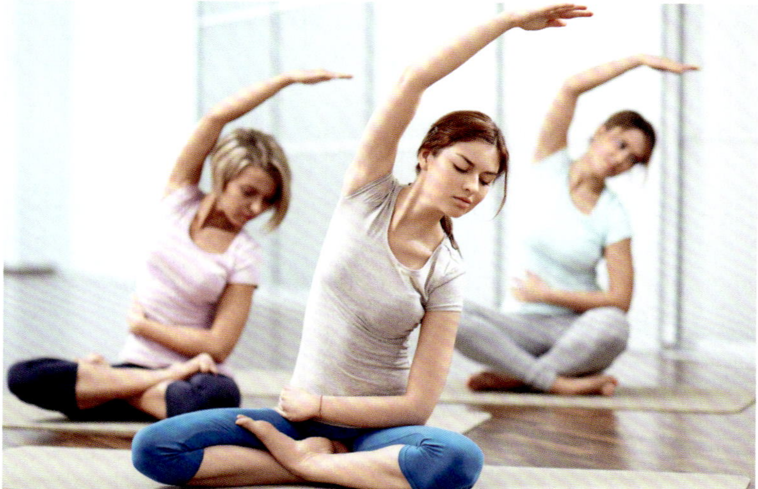

Gesundheitliche Einschränkungen oder hohes Alter sind keine Hinderungsgründe für eine individuelle Bewegung. So bringt beispielsweise die Feldenkrais-Methode mit minimalen Bewegungen sehr effektiv die

Lymphe in Fluss. Auch in der ACIDOSE-LYMPHGYMNASTIK und der ACIDOSE-SELBSTMASSAGE legen wir Wert darauf, die Übungen und Griffe achtsam und bewusst auszuführen – oft genügt ein kleiner Reiz für die große Wirkung. Alles, was uns überanstrengt und belastet, übersäuert den Körper wieder.

POTAMOS-Typen in Bewegung

Verhärtungstyp

Er leidet häufig unter Wirbelsäulenproblemen, Kopfschmerzen und Kälte.

Ihm empfehlen wir Ausdauertraining, Tanzen, Yoga, dosiertes Krafttraining, spezielle Rückengymnastik wie Feldenkrais.

Wärmeanwendungen wie Sauna, Bäder, ACIDOSE-LYMPHMASSAGE tun ihm gut.

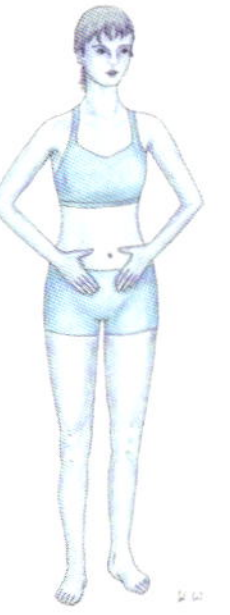

ACIDOSE-SELBSTMASSAGE: Bauch

Quelltyp

Er hat oft Schmerzen in Nacken und den großen Gelenken von Schultern, Hüften und Knien.

Für ihn sind zügiges Gehen, Nordic Walking, Schwimmen, Wasser-Walking, Ausdauertraining mit dem Ergometer, Tanzen, ACIDOSE-LYMPHGYMNASTIK wichtig.

Rücken- und Ganzkörpermassagen aktivieren den Lymphfluss auch der inneren Organe. Vor allem die Rückenmassage baut die so genannten „Schulterlappen“ ab.

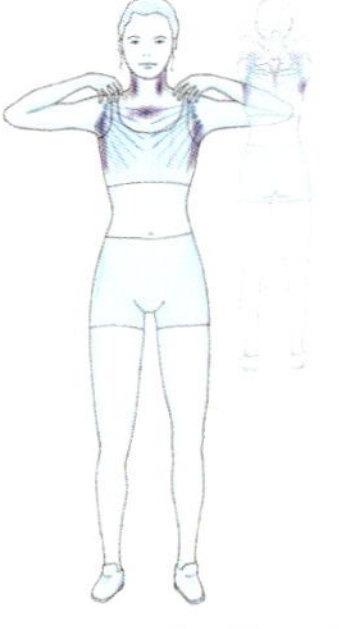

ACIDOSE-LYMPHGYMNASTIK: Die Flügel

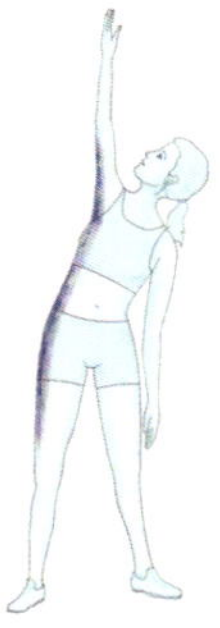

Mischtyp: Apfelform
Seine Probleme liegen in der Lendenwirbelsäule mit z. B. Bandscheibenvorfällen.
Folglich bringen Schwimmen, Bauchmuskel- und Rückentraining Erleichterung.
Rücken- und Bauchmassagen, vor allem des Oberbauchs, reduzieren – begleitet von einer individuellen Kost – den Bauchumfang relativ schnell.

Acidose-LimphGymnastik: Der Flieger

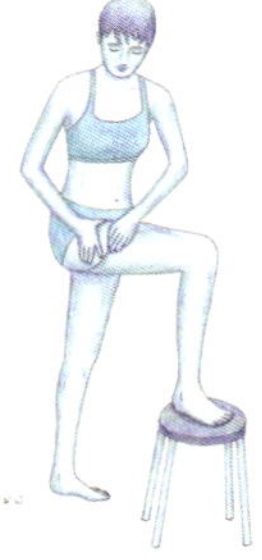

Mischtyp: Birnenform
Diese Mischtypen fühlen sich von den gequollenen Beinen und Hüftpartien wie eingeengt. Oft schmerzen die Knie. Obstipation ist nicht selten.
Bauchtanz, Wasser-Walking, Radfahren, Bauchselbstmassage sowie spezielle Übungen aus der Acidose-LymphGymnastik sollten bevorzugt werden.
Ganzkörpermassagen sind für den gesamten Lymphfluss außerordentlich wichtig. Hier spielt die individuell richtige Ernährung eine außerordentlich wichtige Rolle und kann innerhalb weniger Monate zu einer sichtbaren Verbesserung führen.

Acidose-SelbstMassage: Beine

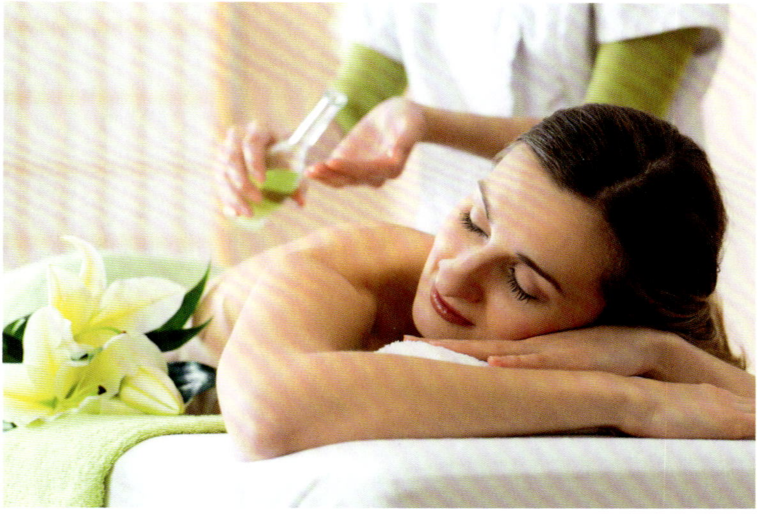

Die ACIDOSE-LYMPHMASSAGE ist eine passive Bewegung und geeignet für alle Menschen, vor allem für Stressgeplagte, denen die Zeit für Sport fehlt. Der gesamte Körper wird angeregt und das Gewebe durchflutet. Die ACIDOSE-LYMPHMASSAGE führt gleichzeitig zu einer angenehmen seelischen und körperlichen Entspannung. Verfestigtes Gewebe wird effektiv gelöst und belebt. Lymphe und Energie können wieder frei fließen.

Bewegung ist ein Grundgesetz der Schöpfung. Was lebt und gesund ist, ist unaufhörlich in Bewegung. Wichtig ist auch dabei, den goldenen Mittelweg zu finden, d. h. Bewegung im Gleichgewicht, individuell, altersgemäß, zur rechten Zeit. Das größte Gift – wie auch in vielerlei anderer Beziehung – ist die Einseitigkeit.

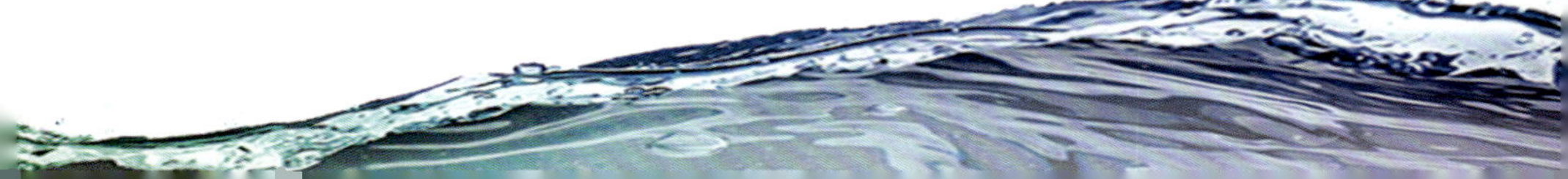

Welche Ernährung

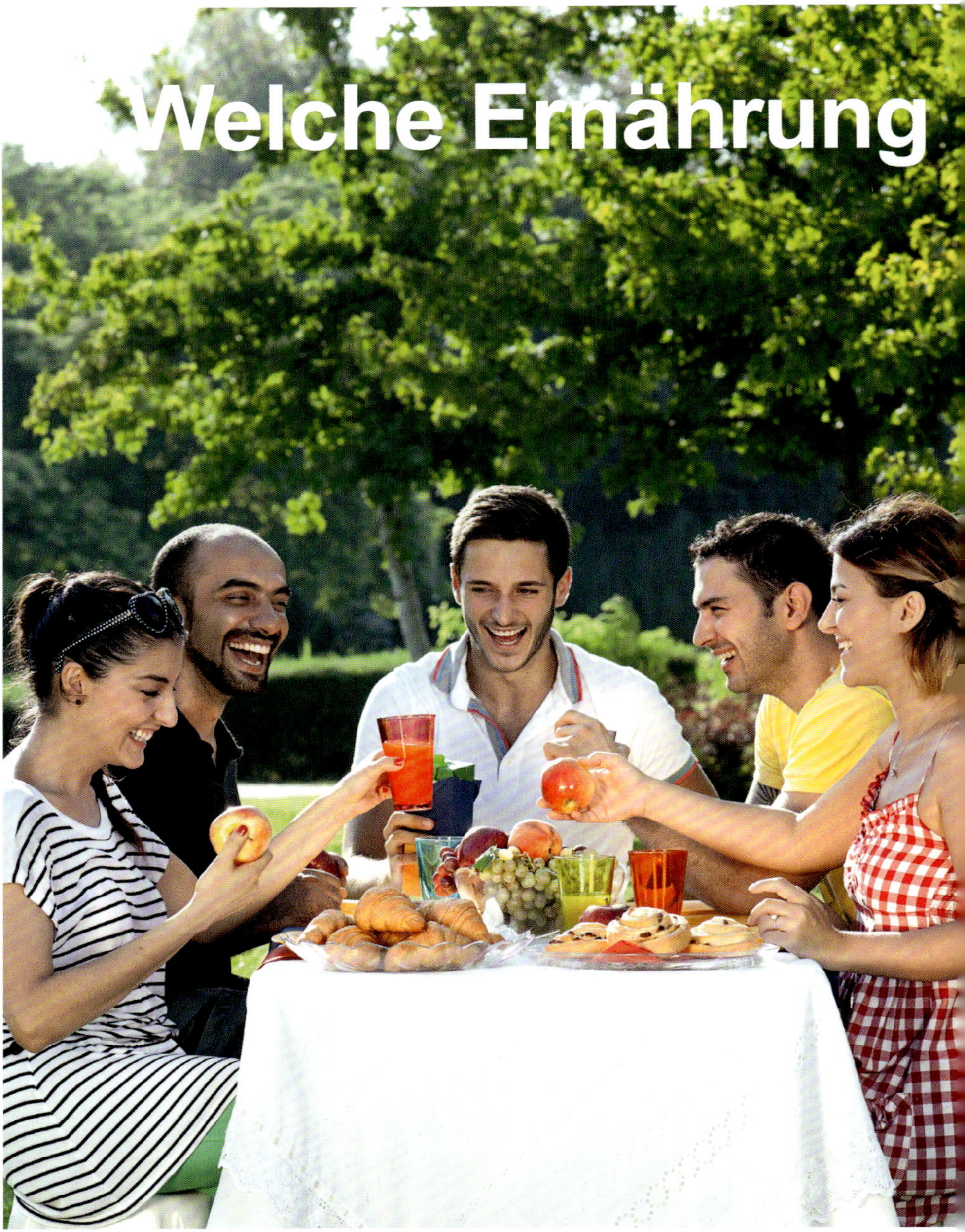

tut mir gut?

Vitalität und Lebensfreude – die Acidose-NaturKüche

Bewegung und Ernährung hängen eng zusammen, wenn es um Gesundheit und Vitalität geht. Viele Jahre habe ich mich gefragt, warum immer weniger junge Menschen selber kochen mögen. Schnell auf den Tisch zu bringende Fertiggerichte gelten als modern und gesund, weil es die Werbung so suggeriert. Dass dies ein Trugschluss ist, sehen wir allenthalben beim Gang durch eine Fußgängerzone: über- und untergewichtige Menschen mit Haltungsschäden.

Mit allen Sinnen zubereiten, schmecken, erleben ist die Maxime meiner Acidose-NaturKüche! In unserem Hause erlebe ich fast täglich Menschen, die beim Umgang mit frischen Zutaten beim Zubereiten der Mahlzeiten viel Freude erleben. Kinder, die sich am Kochen beteiligen dürfen, bewahren die Wertschätzung von natürlichen Lebensmitteln und der Zubereitung ihr Leben lang. Deshalb plädiere ich für Kochunterricht an allen Schularten.

Farben der Tischdekoration, eine angenehme Raumatmosphäre und Achtsamkeit erhöhen die Freude und den Genuss am Essen. Ebenso wie die äußere ist die innere Harmonie maßgebend für Gesundheit, Wohlbefinden und Schönheit.

So benötigen wir für einen ausgeglichenen Säure-Basen-Haushalt Mahlzeiten aus überwiegend basisch wirkenden Lebensmitteln. Für einen optimalen Lymphfluss empfehle ich eine tier-milcheiweiß- und eventuell glutenfreie Ernährung.
S

Die Bedeutung von Tiermilch/-produkten und Gluten

Unsere Gesundheit und unser gesamtes Wohlsein physisch wie psychisch sind abhängig von unserer Verdauungsstärke (das Verdauungsfeuer des Ayurveda), d. h. der Funktion der enzymbildenden Organe wie Speicheldrüsen im Mund, Bauchspeicheldrüse, Leber und Gallenblase, Zwölffingerdarm.

Heute wissen wir, wie wichtig gesunde Schleimhäute für unsere Immunabwehr sind. Schadstoffe in Nahrungsmitteln, in der Luft, im Wasser und besonders Medikamente schwächen unser Immunsystem massiv. Umso wichtiger ist eine stärkende Kost für Kranke, um wieder ins Gleichgewicht zu kommen.

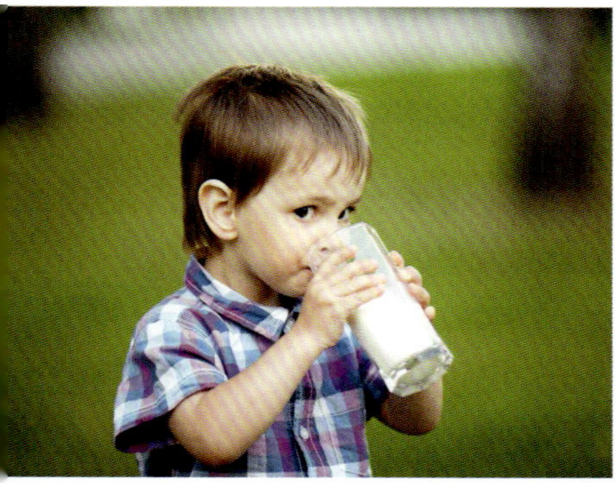

Aber auch die gesunden Nahrungsmittel können krank machen: Die Werbung suggeriert täglich den hohen Stellenwert von Tiermilch für unsere Gesundheit. Dies ist leider ein Trugschluss! Seit über 25 Jahren lebe ich selbst ohne Milch und Milchprodukte – heute weiß ich, warum:

Was macht das Milcheiweiß in der Lymphe?
Nicht die heute schnell verteufelte Laktose, der Milchzucker, ist die unverträgliche Substanz in der Tiermilch, sondern das Milcheiweiß.

Unserer Erfahrung nach verfestigt ein hoher Eiweißgehalt in Kombination mit Säure die Lymphe. Eiweiße nehmen wir aus der Nahrung zu uns, vor allem aus Fleisch, Fisch, Eiern, Hülsenfrüchten wie Linsen, Bohnen, Kichererbsen oder Soja. Außerdem sind viele Getreide eiweißreich. Diese Eiweiße werden im Verdauungstrakt in ihre Bausteine, die Aminosäuren, zerlegt, die dann über die Darmschleimhaut in die Lymphe und in das Blut übernommen werden. Die Aufnahme der Aminosäuren und ihr Aufbau und Umbau zu körpereigenen Proteinen geschieht streng bedarfsorientiert: Es wird immer nur so viel produziert, wie der Körper benötigt. Bei einem gesunden Menschen übersteigen diese Mengen nie das Maß, bei dem die Lymphe flüssig bleibt.

Auch Milch und Milchprodukte enthalten viel Eiweiß, das allerdings eine Sonderrolle spielt: Das mütterliche Milcheiweiß ist ein ganz wichtiger Faktor für das Gedeihen des Säuglings. Es passiert allerdings unverdaut – also nicht in Aminosäuren zerlegt – die Darmschleimhaut, gelangt in die Lymphe und steht dem Organismus sofort zur Verfügung.

Dieses Prinzip ist bei allen Säugetierarten gleich. Die Milch enthält aber je nach Tierart ganz spezifische Milcheiweiße: Kuhmilch ist für Kälbchen gedacht und nicht für kleine Lämmchen oder menschliche Säuglinge. Gelangt nun Kuhmilcheiweiß oder das Milcheiweiß eines anderen Tieres bei einem menschlichen Säugling in die Lymphe, bleibt es dort, weil es nicht zum Einbau in die Zellwände taugt. Bei weiterem Tiermilchkonsum oder Verzehr von Tiermilchprodukten entsteht so nach und nach eine Überlastung der Lymphe mit Milcheiweiß. Die eigentlich flüssige Lymphe verfestigt sich und erstarrt schließlich – wir sprechen von einer acidotischen Lymphblockade.

Wie kommt es zur Glutenunverträglichkeit?

Neben der Milcheiweißunverträglichkeit spielt heute die Glutenunverträglichkeit zunehmend eine Rolle. Aus meiner persönlichen Erfahrung und aus der Erfahrung von Dr. Barth mit Patienten kann ich bestätigen, dass die Gluten- der Milcheiweißunverträglichkeit folgt.

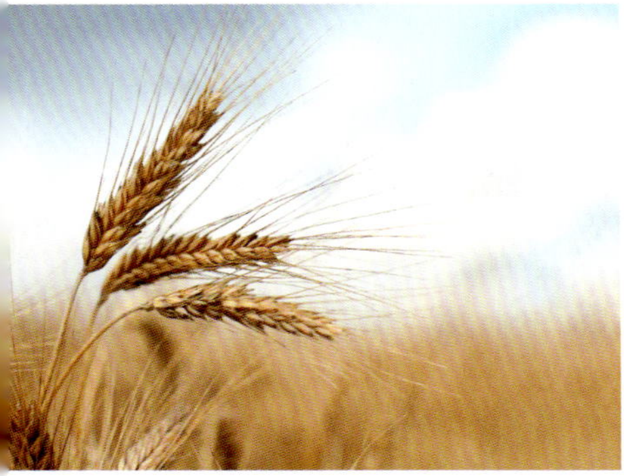

Gluten ist das Klebereiweiß in Getreidearten wie Roggen, Weizen, Emmer, Dinkel, Kamut, Gerste. Glutenfrei sind alle Reissorten (außer Wildreis), Mais, Hirse, Quinoa, Amaranth, Buchweizen. An einer aufgrund der acidotischen Lymphblockade vorgeschädigten Darmschleimhaut bleibt dieses Klebereiweiß haften, es kann die empfindlichen Darmzotten zerstören. Die Nährstoffaufnahme durch die Darmschleimhaut wird stark eingeschränkt. Vitamin- und Eisenmangel sind die ersten messbaren Folgen.

Auch Symptome wie Blähungen, wechselnde Stuhlqualitäten wie Durchfall oder Verstopfung, Müdigkeit und Hautprobleme deuten auf eine Glutenbelastung hin. Wir sprechen dann von einer Glutenunverträglichkeit.

Mit einer glutenarmen Ernährung kann sich die Darmschleimhaut wieder erholen und regenerieren. Hinzukommen muss aber eine konsequent tiermilchfreie und basenüberschüssige Ernährung, da sonst die Lymphe nicht mehr flüssig werden kann.

Typgerecht und individuell

Wie viele Menschen habe auch ich eine große Diäterfahrung. Dabei habe ich erfahren, dass das Weglassen bestimmter Nahrungsmittel mir physisch wie psychisch gut tut. Ich habe aber auch erleben müssen, dass mit zunehmendem Alter sich der Stoffwechsel verlangsamt, der Körper sich an wenig Nahrung gewöhnt und der Jojo-Effekt nicht zu vermeiden ist. Schlussendlich habe ich meinen eigenen Weg gefunden, weshalb ich in der Acidose-NaturKüche die Individualität in den Vordergrund stelle.

Die richtige Ernährung für die Potamos-Typen

Eine optimale individuelle Ernährungsberatung legt Wert auch auf Kriterien wie die Blutgruppe, den Stoffwechseltyp (z. B. mit Drüsenproblemen), Veranlagung, die berufliche und familiäre Situation. Unbedingt zu beachten ist die Verdauungskraft („Agni" = ayurved. ‚Verdauungsfeuer').

Verhärtungstyp
Menschen dieses Typs sind oft Rohköstler, essen gerne kalt, aber scharf, um das Verdauungsfeuer anzufachen. Sie haben oft einen beschleunigten Stoffwechsel und benötigen deswegen Zwischenmahlzeiten.
Ich empfehle ihnen regelmäßige Mahlzeiten, vor allem eine warme, basenüberschüssige Kost. Rohkost und Süßigkeiten sind stark zu reduzieren. Für den Hunger zwischendurch sind warme Müslis, ob pikant oder süß, vorzuziehen.

Quelltyp
Er ist meist ein Genussmensch, liebt deftige Mahlzeiten. Oft isst er gerne Fleisch, aber auch Brot. Um Gewicht zu verlieren, bevorzugt er fettarme Milchprodukte wie Käse und Joghurt sowie Light-Getränke.
Stattdessen sollte er kohlenhydratreiche Nahrungsmittel reduzieren und auch den Brot- und Kuchenkonsum einschränken. Auf Tiermilch/-produkte muss konsequent verzichtet werden, da gerade sie es sind, die das

Gewebe quellen lassen. Im Alltag wäre eine basenüberschüssige Kost mit reichlich Gemüse und Obst das Richtige; Fleisch- und Fischgerichte genügen ein- bis zweimal pro Woche. Da der Stoffwechsel meist träge ist, helfen lange Pausen zwischen den Mahlzeiten am ehesten, das Gewicht zu reduzieren.

Mischtyp: Apfelform
Diese Menschen trinken gerne Bier und essen gerne Fleisch. Sie entwickeln dadurch einen Stiernacken und einen „Großtrommel"-Bauch.
Zu empfehlen ist ebenfalls eine basenüberschüssige Kost. Fleisch- und Fischgerichte sollten auf 1-2 x in der Woche reduziert werden, Wurst und Tiermilch/-produkte sind komplett zu vermeiden. Das Eiweiß sollte aus pflanzlichen Nahrungsmitteln kommen. Brot und Bier sind zu meiden, solange man noch Gewicht reduzieren möchte. Obst kann als Zwischenmahlzeit gegessen werden.

Mischtyp: Birnenform
Die Menschen essen viel Rohkost, um ihr Gewicht zu reduzieren, z. B. Salate, Obst. Die Energie wird über den Fruchtzucker zugeführt.
Da die Einlagerungen in den Beinen aus der schwachen Verdauungskraft, vor allem des Darms, resultieren, empfehle ich glutenfreie Getreidearten, basenüberschüssige warme Kost, leichte Eiweißgerichte aus Hülsenfrüchten und hellem Fleisch. Brot, Kuchen, anderes Gebäck und Nudeln sind in der Phase der Entquellung zu meiden.

Unabhängig vom Typ müssen Vegetarier bis Veganer unbedingt auf ausreichende Zufuhr von pflanzlichen Eiweißen achten. Hülsenfrüchte aller Art sind dazu besonders geeignet. Aus langjähriger Erfahrung empfehle ich diese Lebensmittel zum Frühstück, spätestens zum Mittagessen. Die Gewohnheit, noch am Abend eine eiweißreiche Mahlzeit zu sich zu nehmen, belastet die Verdauungsorgane, je älter wir werden, um so mehr. Wir müssen abends den Ofen nicht mehr aufheizen, weil diese Energie in der Nacht nicht benötigt wird (vgl. Organuhr, Seite 54).

In meinem Buch „ACIDOSE-NATURKÜCHE“ gliedere ich die Rezepte nach

1. Schonkost, geeignet für Kleinkinder und Menschen mit schwacher Verdauungskraft.

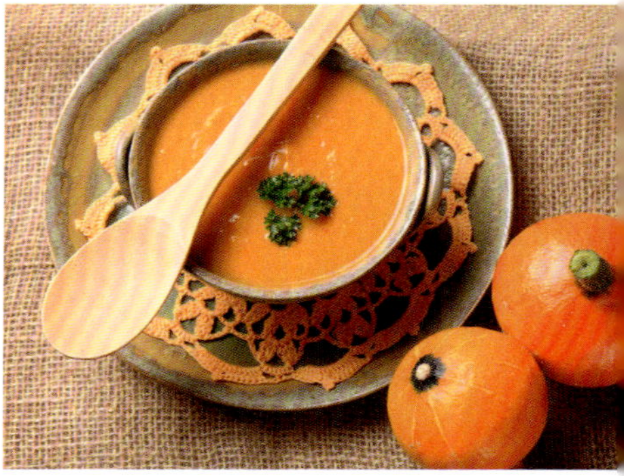

Kürbis-Rote-Linsen-Suppe

2. SÄURE-FASTEN®, geeignet für Vegetarier und Veganer sowie für Menschen, die für einen gewissen Zeitraum auf Fleisch und Fisch verzichten möchten,

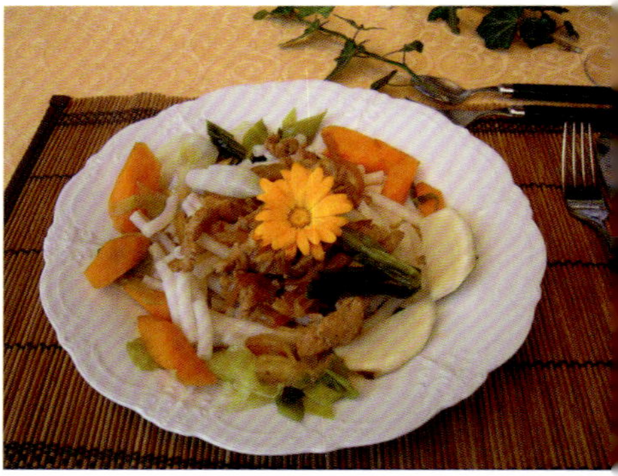

Gebackener Tempeh mit Reisnudeln im Gemüsebett

3. Gourmetkost – die „Sonntagsküche“ mit Fleisch, Fisch, Alkohol, gehaltvollen Desserts.

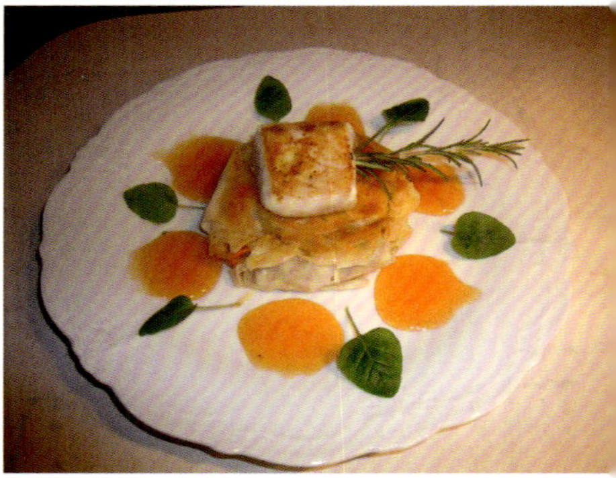

Fischmedaillon auf Gemüseschnecke in Reisblättern

So wie wir uns in den verschiedenen Lebensabschnitten – Kindheit, Jugend, Erwachsenenleben, Alter – verändern, ist auch die Ernährung der Lebenssituation anzupassen: Kinder benötigen meiner Meinung nach bis zum Beginn der Pubertät keine tierischen Produkte. Während ein Jugendlicher Berge von Essen verschlingen kann, benötigt der ältere Mensch leichte und gut verdauliche Nahrung, um fit und beweglich zu bleiben.

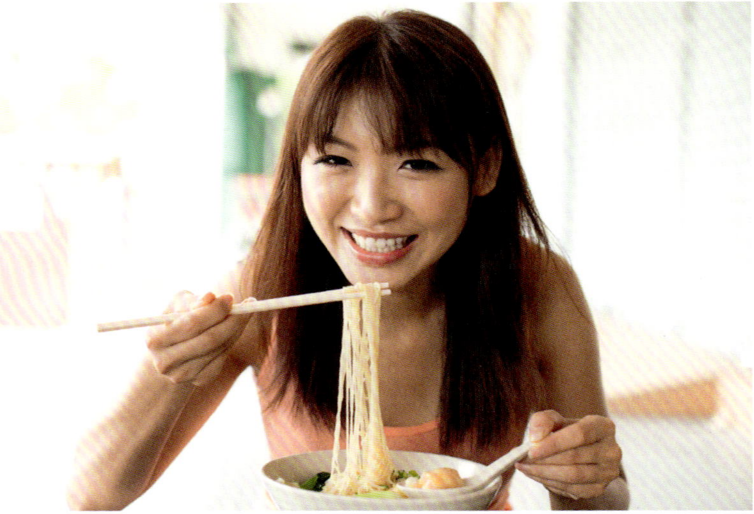

Die individuelle Ernährung finden, sich wohlfühlen und gesund bleiben, heißt auch sich regional und saisonal zu ernähren. Stöbern Sie mal wieder auf einem Bauernmarkt – Sie werden überrascht sein, welche kulinarischen Schätze Sie finden können.

Wir sprechen heute von gesunder Kost, aber auch gesunde Kost kann krank machen, wenn etwa die Bedürfnisse des Alters, die Veranlagungen, die Lebensweise nicht berücksichtigt werden.
Kranke Tiere, kranke Pflanzen und krankes Wasser können niemals Gesundheit bringen.

Wir benötigen unseren Körper, um geistig zu reifen. Die Ernährung spielt dazu eine große Rolle. Wir essen heute meist ohne zu prüfen und im Übermaß.
Erst wenn der Körper uns Signale gibt, z. B. als Schmerz oder Unwohlsein, fangen wir an, uns Gedanken über unsere Nahrung zu machen. Für unser kurzes Leben hier auf dieser Erde benötigen wir einen gesunden Körper – auch beim Hinübergehen in die andere Welt.

Die Organuhr

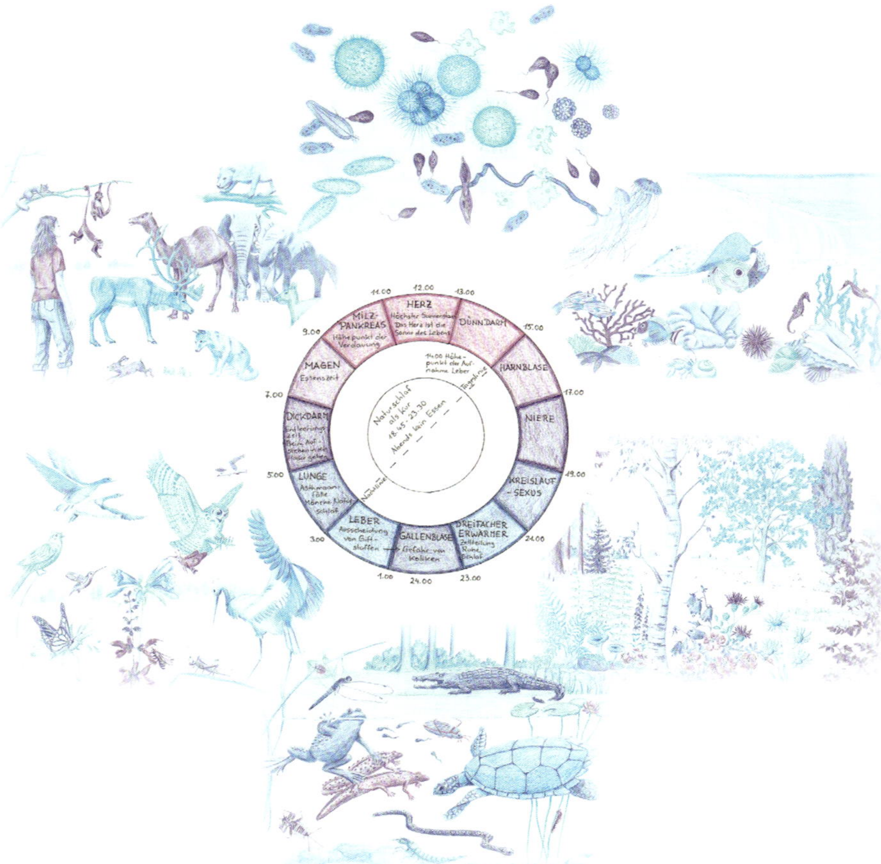

im Kreislauf der Schöpfungsgesetze

Alle Lebewesen auf diesem Planeten – von den Einzellern über Amphibien, Wirbeltiere, Fische und Vögel bis hin zum Menschen – entstanden aus dem Urwasser, dem Urmeer. Sie sind eingebettet in elementare Gesetzmäßigkeiten, die über Leben und Sterben entscheiden.

Das Verständnis dafür, woher wir kommen und wohin wir gehen, sowie die Beachtung der Organuhr helfen uns, gesund und vital zu bleiben. Wir können lernen, unsere Organuhr intuitiv wahrzunehmen und unsere Lebensweise wieder an die natürlichen Rhythmen des Tages und der Jahreszeiten anzupassen.

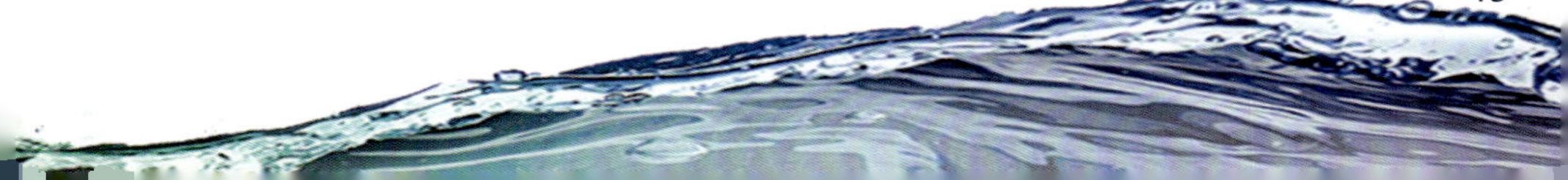

Die innere und äußere Uhr

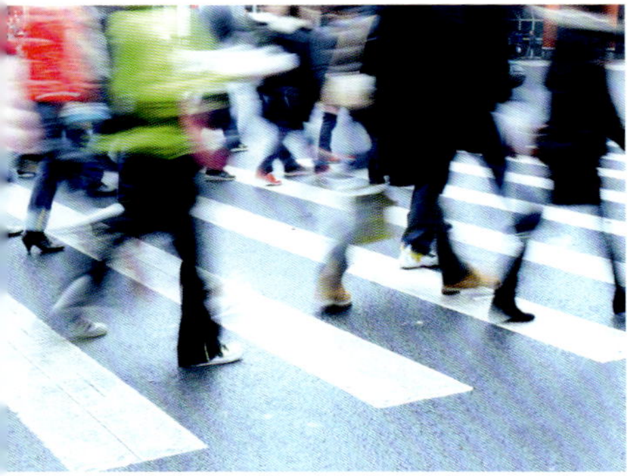

Schon in früheren Kulturen kannte man den Begriff der inneren und äußeren Uhr, in der griechischen Antike symbolisiert als Chronos und Kairos. Über die Jahrhunderte wurde die Außenwelt immer bestimmender, Haben wurde wichtiger als Sein. Mit der Aufklärung schließlich war die „Subjekt-Objekt-Spaltung" vollzogen. Heute leben wir fast ausschließlich in der äußeren Welt, haben unsere inneren Bedürfnisse verdrängt und das Wissen darum verlernt. Ich bin überzeugt, dass wir viele Zivilisationskrankheiten wie Burnout, psychosomatische Erkrankungen oder Aggressionen leichter heilen könnten, wenn wir diese innere Uhr in der Therapie, im Alltagsleben, in der Schule, in der Erziehung berücksichtigen würden.

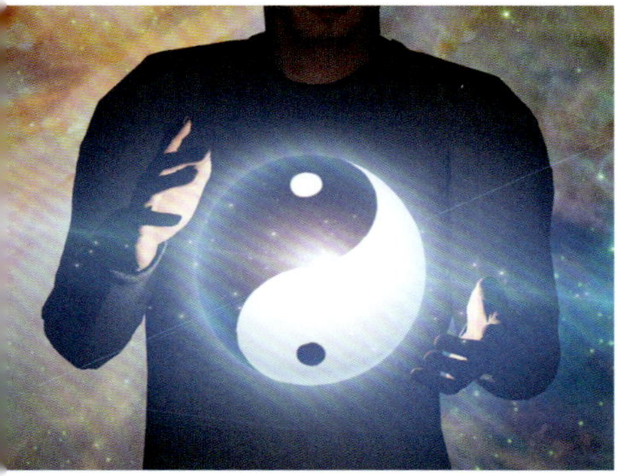

Die innere Uhr, die unser innerstes Empfinden, unser inneres Kind widerspiegelt, benötigt Zuwendung nicht nur von anderen, sondern auch von uns selbst: Wie kann ich mir Gutes tun? Wie finde ich meine Mitte, wie erlange ich Zufriedenheit, wie kann ich Ängste loslassen, Sicherheit erhalten? Wie kann ich mich aus Abhängigkeiten befreien?

Die chinesische Organuhr

Chinesische Organuhr nach Erich W. Stiefvater (vgl. Erich W. Stiefvater: Die Organuhr. 14. Auflage, Haug 2006)

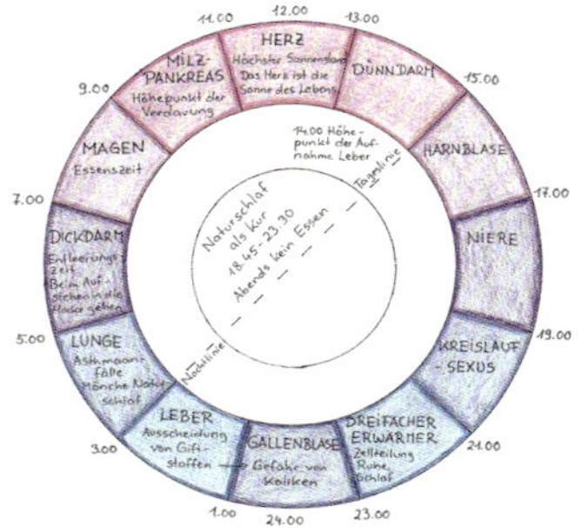

Während meiner Ausbildung bei Dr. Renate Collier kam ich erstmals in Kontakt mit der chinesischen Organuhr. Collier bezog diese wie auch den Naturheilschlaf in ihre Therapie des Säure-Basen-Haushalts ein: Das eine bedingt das andere, denn nur wenn wir uns den natürlichen Schlafrhythmen anpassen, funktioniert auch die Organuhr optimal.
Der Schlaf vor Mitternacht ist eine der wichtigsten Regenerationsphasen. Collier empfahl den Naturheilschlaf von 18:30 Uhr bis zum Erwachen. In den Klöstern wurde früher regelmäßig ab 1:00 Uhr geschrieben und gebetet.
Oft haben wir in den frühen Morgenstunden die besten Ideen und Visionen, sofern die Organuhr im Rhythmus ist.

Die Magen-Zeit: 7-9 Uhr

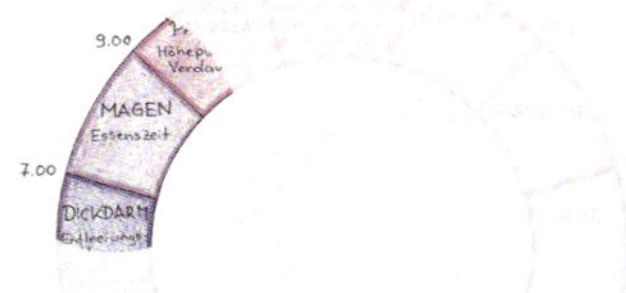

Zu dieser Zeit meldet sich der Magen, und natürlicherweise haben wir Hunger. Das morgendliche Frühstück sehen wir bei POTAMOS® als wichtigsten Teil des Tagesablaufes: Es gibt uns Kraft, stärkt uns für den kommenden Tag, für die Alltagsbelastungen. Deshalb sollte man gerade das Frühstück bewusst zubereiten und sich Zeit nehmen, es zu genießen.

Wir empfehlen, mit einer Wohlfühlsuppe mit Miso zu beginnen. Die Suppe belebt und wärmt. Die Nieren werden mit dem ersten Basenschub durchflutet.
Wichtig ist, beim Frühstück Eiweiß zu sich zu nehmen. Auch dabei berücksichtigen wir die Individualität, also ein wenig Tofu, Tempeh, Linsen, Bohnen, Kichererbsen oder tierisches Eiweiß in Form von Schinken, Fisch oder Ei – aber nicht immer alles zusammen, sondern rotieren, wie im Buch „ACIDOSE-NATURKÜCHE" beschrieben. Somit haben wir einen guten Tagesanfang.

Die Milz-/Pankreas-Zeit: 9-11 Uhr

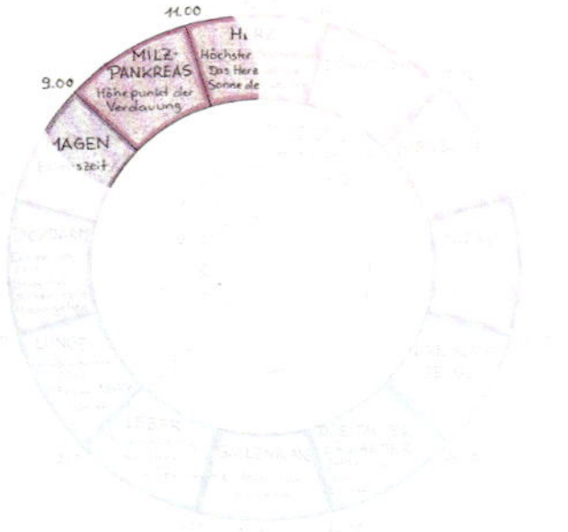

Diese Zeit ist ideal für körperliche Arbeit und das Denken. Dagegen haben viele Menschen schon gegen 10 Uhr ein Leistungstief, das unter anderem durch das Abfallen des von der Bauchspeicheldrüse regulierten Blutzuckerspiegels bedingt ist.

Wie reagieren wir meist darauf? Schulkinder gehen zum Bäcker oder zum Schulkiosk und kaufen süße Stückchen, süße Milchprodukte, süße Getränke – das „Loch im Bauch" wird also mit leerer Energie gefüllt. Erwachsene, denen die Zusammenhänge nicht klar sind, greifen ebenfalls meist zu Süßem oder auch zur Kaffeetasse, um die Energie hochzupuschen. Aber schon nach relativ kurzer Zeit überfällt sie wieder die Müdigkeit. Der Organismus wurde mit Schadstoffen belastet – wir übersäuern.
Die Bauchspeicheldrüse (das Pankreas) hat unter anderem die Aufgabe, Kohlenhydrate in Zucker umzuwandeln. Essen wir jedoch zu viel oder/und zu häufig Süßes, wird die Bauchspeicheldrüse mit der Zeit träge. Weil wir permanent isolierte Kohlenhydrate zu uns nehmen – ob als

Schokolade, Fruchtsaft, Gebäck, alkoholische Getränke –, ist die Bauchspeicheldrüse immer in Aktion, obwohl sie nach der Organuhr nur in diesen zwei Stunden ihre Höchstleistung erbringt.
Die Folge ist Übergewicht, das nur schwer wieder zu reduzieren ist, und – im schlimmsten Fall – kommt es zu Diabetes.
Deshalb empfehlen wir als Zwischenmahlzeit am Vormittag ein Stück rohes Obst oder Trockenfrüchte. Menschen mit Darmproblemen können es dünsten. Wer zunehmen möchte, isst noch einmal ein gekochtes Morgenmüsli nach der „Acidose-NaturKüche".
Die Milz nimmt in unserer westlichen Kultur nur eine untergeordnete Stellung ein, während sie für mich das Schwesterorgan der Leber ist. Deswegen gehe ich hier näher auf dieses Organ ein.

Die Milz

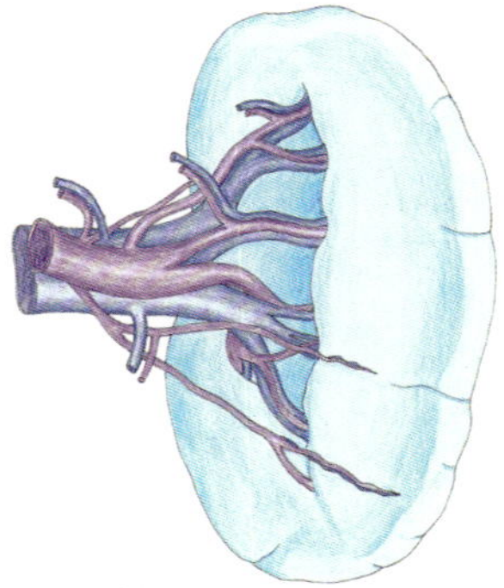

In den westlichen Ländern halten wir die Funktionen des Verdauungstraktes wie Magen, Darm, Leber sowie Herz/Kreislauf, Nieren und Bauchspeicheldrüse für sehr wichtig, aber über die Milz wird so gut wie gar nicht gesprochen. Für viele Mediziner ist die Milz ein Organ, das wir nicht benötigen und bei einem Unfall entfernt werden kann. Der Mensch kann ja auch ohne weiterleben.

Dagegen nimmt die Traditionelle Chinesische Medizin (TCM) mit ihrer Fünf-Elemente-Ernährung die Milz sehr wichtig, genauso wichtig wie Leber, Darm, Bauchspeicheldrüse und vor allem auch die Nieren.

Da für mich die Milz die Schwester der Leber ist – ohne Milzstärke keine Leberstärke, ohne Leberstärke keine Milzstärke –, möchte ich auch bei uns in Potamos die Milz als wichtiges und unvergessenes Organ im

Lymphkreislauf wieder hervorheben.
Nach der Jahrtausende alten chinesischen Heilkunst ist die Milz der Meister der Körperflüssigkeiten. Diesen Rang nehmen bei uns im Westen die Nieren für die Regulation des Säure-Basen-Haushalts ein, indem sie Schlacken und Wasseransammlungen ausscheiden.
In der fernöstlichen Tradition ist die Milz für die Körperflüssigkeit insgesamt verantwortlich, d. h., Wasseransammlungen wie Ödeme können nur beseitigt werden, wenn auch die Milz behandelt wird. Nach der TCM hinterlässt zu viel Wasser im Gewebe auch Schlacken, die mit der Zeit „schleimig" werden, was zum Verdicken von Beinen oder Bauch führt. Wir in Potamos bezeichnen eine solche Ansammlung als acidotische Lymphblockade.

Die TCM lehrt, dass ein schwaches Bindegewebe immer auf eine schwache Milz hindeutet. Das Bindegewebe ist das größte menschliche Organ überhaupt, dazu gehören Haut, Muskeln, Fasern, Sehnen, Zähne, Nerven, Knochen, die alle vom Körperwasser, der Lymphe, versorgt werden.

Weiterhin kontrolliert laut TCM die Leber die Milz. Ist die Leber geschwächt oder erkrankt, gerät auch die Milz aus dem Gleichgewicht. Nach der Organuhr hat die Milz ihre größte Funktionskraft zwischen 9 Uhr und 11 Uhr. Treten in dieser Zeit Störungen oder Krankheiten auf, wird demnach zuerst die Milz behandelt. Die Milz ist empfänglich für die Farbe gelb, für Offenheit und Zufriedenheit; Unzufriedenheit und Sorgen lähmen ihre Aktivität. Mit Bitterstoffen – z. B. mit unserem Basenpulver Bitba – können wir die Kraft der Milz erhöhen. Süßigkeiten schwächen und zerstören die Milzenergie.

Anatomie und Funktion der Milz nach der westlichen Medizin

Die Milz ist ein so genannter Saftbahnhof des venösen Blutes der Bauchhöhle, also z. B. des Darms, des Magens, der Bauchspeicheldrüse.
Die Milz ist ein Blutspeicher, rotes Milzgewebe zerstört nach drei Monaten überalterte rote Blutkörperchen.
Als eine große Drüse ist sie ein lymphatisches Organ. Sie produziert außerdem eiweißhaltige Immunkörper mit Infektionsschutz (Antikörper).
Die Milz ist das einzige Organ, in dem es keine Übergänge von Arterien und Venen gibt. Ihre Endgefäße landen im bindegewebigen Netzwerk, dem Milzretikulum, von dort fließt das Blut in die große Milzvene (Pulpavene). Diese einzigartige Blutführung hat den Nachteil, dass die prall mit Blut gefüllte Milzkapsel bei Unfällen leicht einreißt. Dabei können sich sehr schnell mehrere Liter Blut in die Bauchhöhle ergießen. Um den Patienten vor dem inneren Verbluten zu retten, entfernt der Chirurg die Milz. Der Mensch lebt ohne Milz weiter und scheint sie gar nicht zu benötigen. Wie erklärt sich das?
Laut TCM übernehmen andere Organe ihre Funktionen, vor allem die Leber, das Knochenmark, die Nieren und bestimmte Lymphzentralen.
Aber nach dem Entfernen der Milz seien die Menschen anfälliger für Infektionserkrankungen und alterten schneller. Weiterhin besitze jeder fünfte Mensch eine „Nebenmilz“, die Haselnuss groß ganz in der Nähe der Hauptmilz liege. Deshalb sollte bei den heutigen präzisen Operationsmöglichkeiten die Milz niemals ganz entfernt werden.

Für uns interessant ist auch, dass sich nach der fernöstlichen Diagnostik eine Milzschwäche in abfallenden Mundwinkelfalten erkennen lässt. Mit einer entsprechenden Kost, die die Milz stärkt, können sich diese abfallenden Mundfalten deutlich bessern.

Ich hoffe, dass die westliche Medizin in den nächsten Jahren die Milz wieder verstärkt in das organspezifische Geschehen der Patienten einbindet.

Die Herz-Zeit: 11-13 Uhr

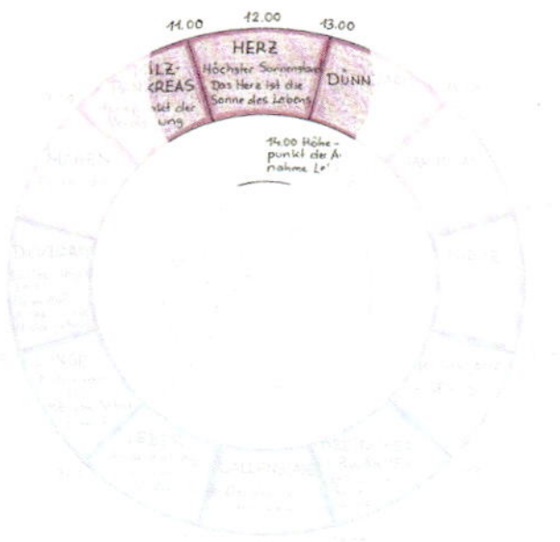

Von der Psyche her sind die Menschen in diesen Stunden oft sehr empfindlich, und wir sollten deshalb auch in unserem Arbeitsumfeld darauf achten, mit den Mitmenschen bewusst und sorgfältig umzugehen.

Wenn wir mit Stress und Heißhunger zu Tisch gehen und uns auf das Mittagessen stürzen, wird nicht nur unser Magen, sondern besonders das Herz in Mitleidenschaft gezogen. Deshalb tut es gut, sich zehn Minuten vorher kurz zurückzuziehen oder an die frische Luft zu gehen. Wir lassen Ärger und Belastungen von der Mahlzeit fern.

Bei Potamos legen wir Wert auf eine individuell passende Mahlzeit, z. B. nach Stoffwechseltyp oder Blutgruppe. Wichtig ist auch für Vegetarier, dass zur Mittagsmahlzeit Eiweiß gereicht wird. Das Essen darf leicht sein, nicht zu fett, aber ballaststoffhaltig mit Kohlenhydraten, eher basenüberschüssig mit Gemüse und Salaten. Grundsätzlich sollte Rohkost am Mittag verzehrt werden – am Abend belastet sie zu sehr.

Die Dünndarm-Zeit: 13-15 Uhr

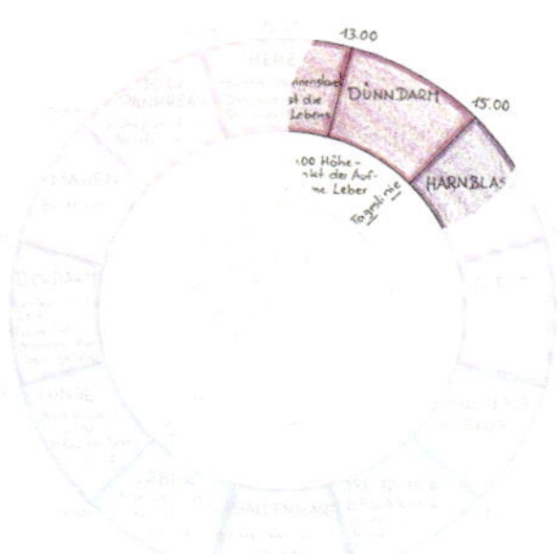

Im Dünndarm werden die Nährstoffe aufgenommen. Nach einer individuell optimalen Mahlzeit sind wir nicht müde, sondern leistungsfähig.

Wir müssen uns nicht wundern, wenn Kinder, die erst gegen 14 Uhr aus der Schule kommen, zu müde sind, für ihre Hausaufgaben.

Es wäre angebracht, dem Darm Zeit zu geben, die Nahrung aufzunehmen, indem wir einen Spaziergang machen oder uns ausruhen; gut tut ein Leberwickel oder sonstiger Bauchwickel.

Die Blasen-/Nieren-Zeit: 15-19 Uhr

In dieser Zeit sind die Nieren besonders aktiv. In Seminaren kann man feststellen, dass gegen 16 Uhr viele aufstehen und rausgehen, um die Blase zu entleeren. Die Blase ist das Organ des Loslassens; viel Stress verbunden mit säureüberschüssigen Getränken wie Kaffee, Tee, Alkohol, Limonaden oder Säften beeinflusst die Blasentätigkeit.

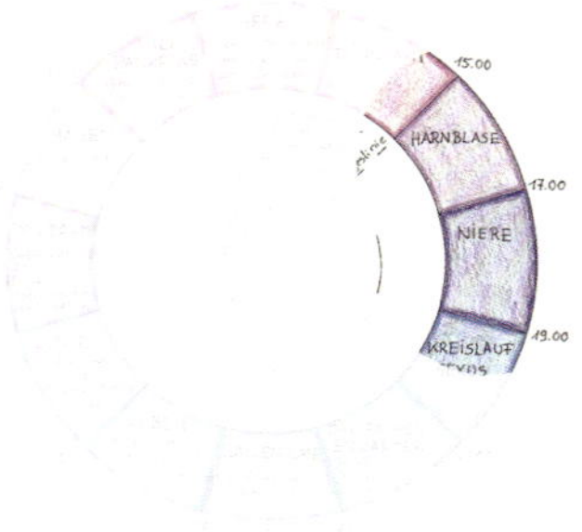

An dieser Stelle sei erwähnt, dass Wasser das einzige Getränk auf Erden ist, alles andere sind Genussmittel. Diese sollten immer mit Wasser verdünnt werden.

Wir empfehlen auch, unseren Urin immer mal wieder zu überprüfen: nach Farbe, nach Konsistenz, nach Klarheit – sind Eiweißpartikel enthalten? Vor allem bei Entschlackungskuren sollten wir unsere Ausscheidungen kontrollieren und darauf achten, mineralhaltige Flüssigkeit zu uns zu nehmen.

Die Niere ist das wichtigste Organ im Säure-Basen-Haushalt. Zur Förderung der Nierentätigkeit sind basenüberschüssige Wohlfühlsuppen oder Kräutertees zu empfehlen. Die Ausscheidung über die Niere ist für unser allgemeines Wohlbefinden wichtig, wir entsäuern und entschlacken über die Niere; Stoffe, die uns belasten können, werden ausgeschwemmt.

Die Kreislauf-Zeit: 19-21 Uhr

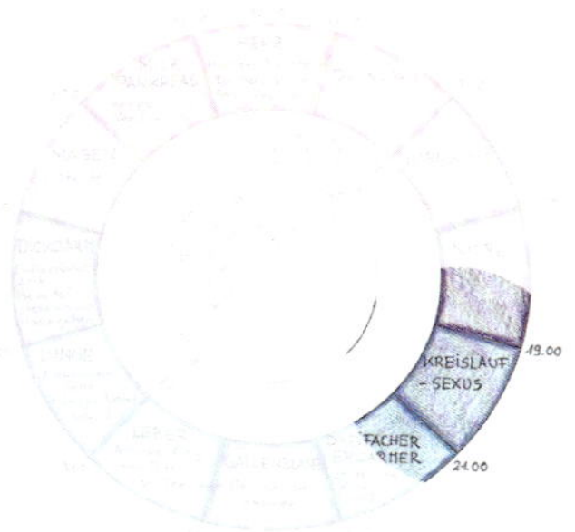

Um diese Zeit sollten wir zu Abend gegessen haben, spätestens um 19 Uhr, mit leichter Kost. Die eiweißhaltigen Nahrungsmittel gehören zum Frühstück oder Mittagessen. Bei Potamos weisen wir immer darauf hin mit dem Beispiel: Am Abend müssen wir den Ofen nicht mehr anheizen.

Das Abendfasten ist sehr wohltuend, insbesondere für einen Körper, der viel sitzt und wenig Bewegung hat. Wir schlafen ruhig und erholsam, schnarchen weniger, träumen angenehmer, schwitzen weniger.

Schön wäre es, abends nach dem Essen noch an die frische Luft zu gehen, Sauerstoff zu tanken, den Kreislauf in Schwung zu bringen, sich Gedanken zu machen, den Tag nochmal Revue passieren zu lassen – das Positive behalten, Probleme anschauen und loslassen. Dann sind wir auch bereit, uns auf den nächsten Tag zu freuen.

Die Zeit des 3-fachen Erwärmers: 21-23 Uhr

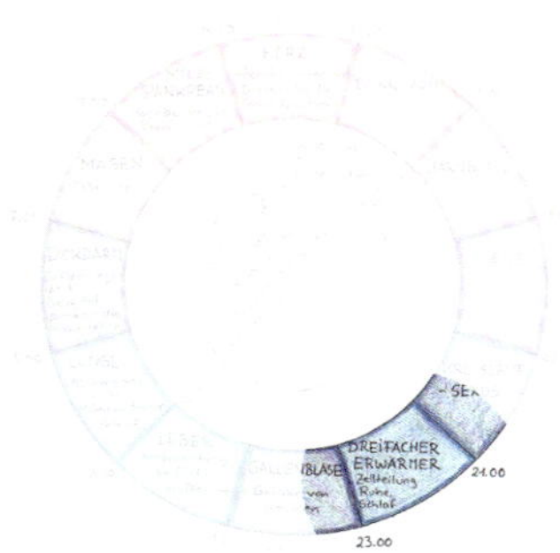

Unser Nervensystem wird unter anderem reguliert vom „3-Fach-Erwärmer", wie die traditionelle chinesische Medizin dieses Regulationssystem nennt. Er selbst ist wieder abhängig von einem gut funktionierenden Lymphfluss, der stark abhängig ist von Wärme und Kälte.

Wir leben meist in zu warmen Räumen mit zu wenig Frischluftzufuhr, und wir haben zu wenig

Bewegung. Darunter leidet das Nervensystem, wir sind eher anfällig für Erkältungen.

Wenn man zwischen 21 und 23 Uhr fröstelt, ist das Nervensystem aus dem Gleichgewicht. Wir empfehlen dann ein warmes Bad, anschließend die Acidose-SelbstMassage, Wärmflaschen auflegen und sich in einem gut durchlüfteten Zimmer ins Bett legen. Frische Luft in der Nacht wirkt sich sehr günstig auf den Organismus aus und fördert einen erholsamen Schlaf.

Die Galle-/Leber-Zeit: 23-3 Uhr

Dies ist die Zeit, in der der Körper seine Kraft für Verstoffwechslung und Entgiftung benötigt, was leicht am Geruch des Morgenurins festzustellen ist.

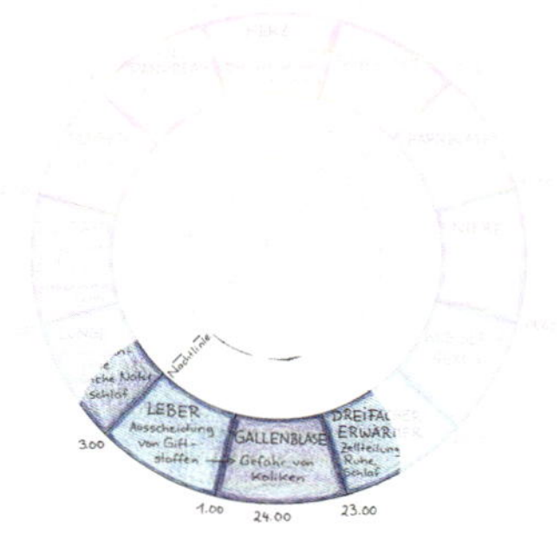

Wer nachts zwischen 23 und 3 Uhr aufstehen muss, sollte auf seine Leber und die Gallenblase achten. Gallenkoliken treten meist um Mitternacht auf.

Ich empfehle hier nochmals eine leichte Abendmahlzeit und nicht zu spät zu essen. Leberwickel sind wohltuend, Tees und Bitterstoffe harmonisieren Leber und Galle.

Stress und Ärger im Alltag können eine Leberspannung bewirken. Auch hier hilft die Bauchselbstmassage, ein Bestandteil der Acidose-SelbstMassage.

Die Lungen-Zeit: 3-5 Uhr

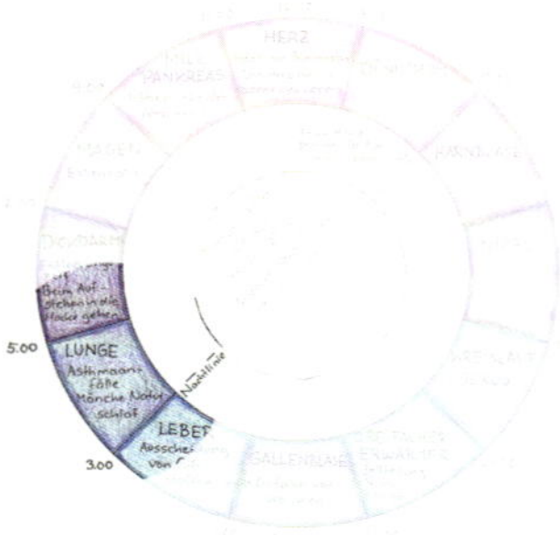

Gegen 3 Uhr gibt die Leber ihre Kräfte an die Lunge ab. Menschen, die in dieser Zeit vermehrt husten, haben Probleme mit der Lunge bis zu Asthma. Die Leber hat sich über den Blutkreislauf entlastet und die Giftstoffe an die Lunge abgegeben.

Viele Menschen, die depressiv veranlagt sind, wachen in der Zeit zwischen 3 und 5 Uhr auf und können nicht mehr einschlafen. Sie haben nicht genügend Reserven für die Nacht, da Leber und Lunge überbelastet sind. Entschlacken, entgiften, den Körper durch SÄURE-FASTEN® reinigen, wären hier angebracht. Eine Anleitung dazu finden Sie in meinem Buch „ACIDOSE-NATURKÜCHE".

In meiner Zeit als Krankenschwester habe ich oft beobachtet, dass Patienten zwischen 3 und 5 Uhr morgens gestorben sind – das Leben wurde ausgehaucht.

Die Dickdarm-Zeit: 5-7 Uhr

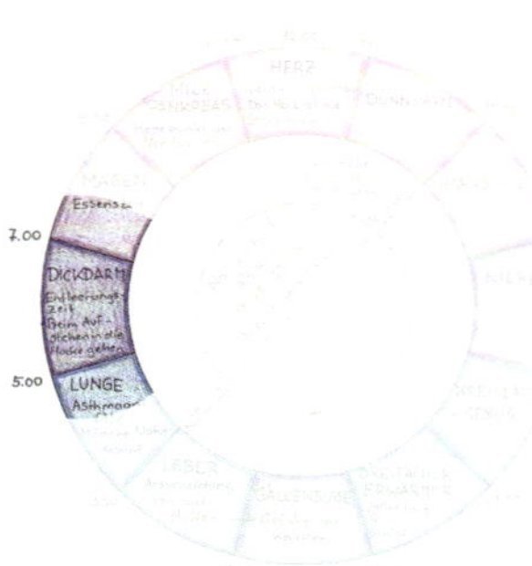

In dieser Zeit entlastet sich der Darm von seinem Ballast, hauptsächlich des vorigen Tages.

Regelmäßiger, täglicher Stuhlgang – nur alle 2-3 Tage ist viel zu wenig – ist wichtig sowohl für das körperliche, als auch für das seelische Wohlbefinden. Am besten wäre eine Stuhlentleerung nach jeder Mahlzeit, wie es bei Kindern und Tieren geschieht.

Bei Verdauungsstörungen – ob Verstopfung oder Durchfall – ist unbedingt darauf zu achten, sich bewusst zu bewegen mit Atemübungen, Gymnastik, Bauchselbstmassage, aber auch eine natürliche, individuell abgestimmte Ernährung zu finden.

Bei Verstopfung sind medizinische Abführmittel nicht angebracht, eher sollte man auf natürliche Abführmittel zurückgreifen, z. B. morgens ein Glas heißes Wasser trinken oder einen Einlauf machen. Sinnvoll ist auch zu schauen, welche Nahrungsmittel eventuell maskierte Allergien auslösen können. Dies kann ebenfalls zu Verstopfung oder auch Durchfall führen. Der Dickdarm steht für all das, was wir ungern loslassen, der Dünndarm für die Aufnahme, für das Neue, was verdaut werden muss und sollte.

Auch ein psychisches Ungleichgewicht bildet einen wichtigen Faktor für die Darmfunktionen – wie auch umgekehrt chronische Darmstörungen Seele und Geist belasten können.

In unserer modernen Welt wird die Organuhr kaum noch beachtet. Wie wichtig sie aber für unser Wohlbefinden, für den Stressabbau und sogar zur Vorbeugung von chronischen Erkrankungen und Tumoren ist, zeigen neue Studien der Universität von Texas zum Thema „Innere und äußere Uhr – wie reagiert das Innere des Menschen auf äußere Einflüsse?". Dies wird insbesondere aufgezeigt an der Wirkung von Langstreckenflügen und Schichtarbeit.

Wenn wir diese Rhythmen der Schöpfungsgesetze beachten und mit ihnen leben, erhalten wir uns das Säure-Basen-Gleichgewicht und somit Ausgeglichenheit, Wohlbefinden und Ruhe.

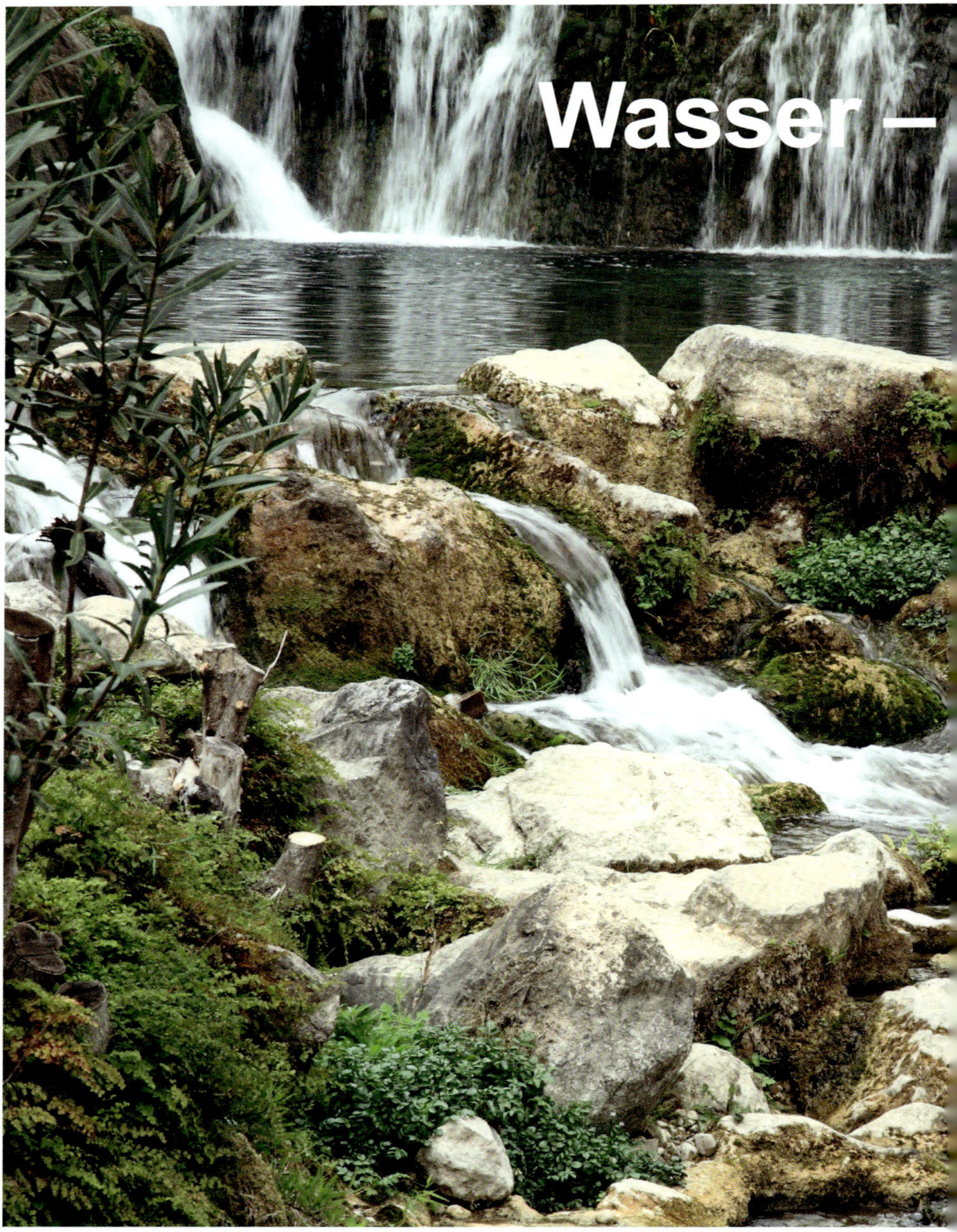
Wasser –

die Grundlage unseres Lebens

„Das Prinzip aller Dinge ist das Wasser; aus Wasser ist alles und in Wasser kehrt alles zurück." (Thales, ca. 625-547 v. Chr.)

„Panta rhei – Alles fließt." (Heraklit, 550-480 v. Chr.)

Was ist Wasser?

Wasser ist H_2O. Der britische Naturwissenschaftler Henry Cavendish hatte 1766 den Wasserstoff und 1781 die Zusammensetzung des Wassers 1781 entdeckt, was später von dem französischen Chemiker Antoine Laurent de Lavoisier bestätigt wurde. Zuvor galt Wasser als ein Element. Das Wasser setzt sich demnach aus den Gasen Wasserstoff (H) und Sauerstoff (O) zusammen. Ein Wassermolekül besteht aus zwei Wasserstoffatomen und einem Sauerstoffatom.

Die Dipoleigenschaft des Wassers basiert auf dem elektrischen Ladungsunterschied zwischen Wasser- und Sauerstoff, die sich gegenseitig anziehen. Diese Bindung gibt dem Wasser Festigkeit und eine Form ähnlich einer Kristallstruktur. Die technische Veränderung dieser Struktur, der so genannten Cluster, halte ich für Manipulation und einen unberechtigten Eingriff in die natürliche Gesetzmäßigkeit.

Mit der Verbindung der Substanzen von Wasser und Salz entsteht eine Sole, eine Symbiose der Lebendigkeit. Das Gemisch von Wasser und Salz ist die Ursuppe, das so genannte Urmeer, zur Entstehung unseres Seins auf dieser Erde. Sol (lat. ‚Sonne‘) ist die flüssige Materialisierung von Sonnenlicht, Lichtenergie. Deshalb ist ein natürliches, gutes Salz so wichtig für unser Lymphwasser.

Ob Salinensalz oder Meersalz – alle haben den gleichen Ursprung. Es kommt auf die Bearbeitung des Salzes nach dem Abbau an: Ein natürliches, unraffiniertes Salz ohne Rieselhilfe und sonstige Zusätze gibt unserem Körper die Mineralien, die er benötigt.

Salz in Wasser gelöst hydratisiert die Ionen, sodass die Sole der Informationsträger in unserem Körper ist.

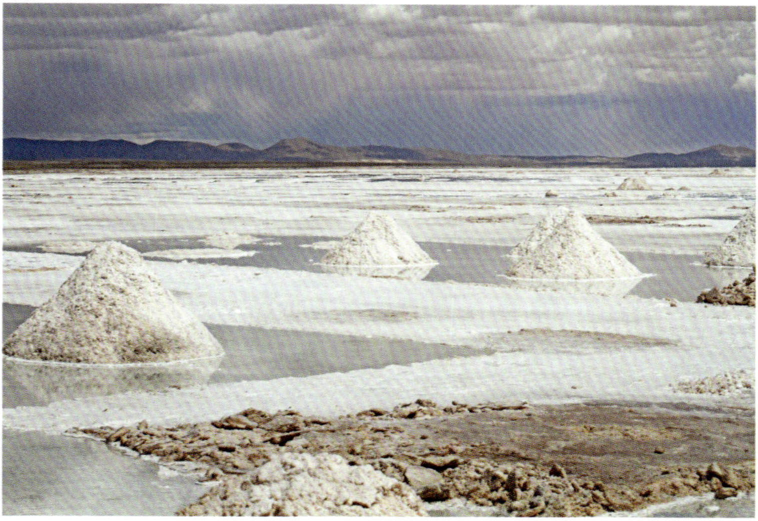

Was bedeutet Wasser für das Leben auf der Erde?

Wir Menschen versuchen mit unserem Verstand ein so genanntes „gutes Wasser“ zu produzieren. Aber nur die Natur kann ein gutes, gesundes und lebendiges Wasser hervorbringen. Damit erübrigt sich für mich die Frage, welchen Wasseraufbereiter ich verwenden soll.

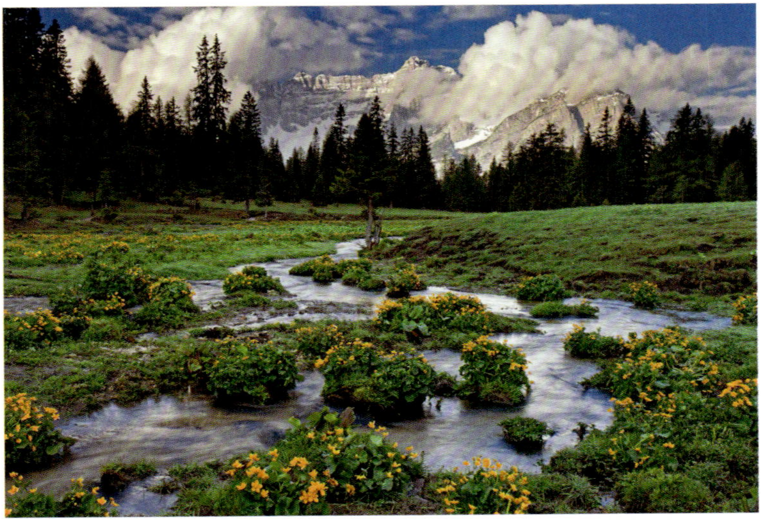

Im Gebirge und in den einsamen Hochtälern finden wir immer noch alte Bachläufe, die sich wie Schlangen durch die Wiesen und Täler winden. Das Wasser dreht sich einmal rechts, dann wieder links. Somit baut es sich seinen eigenen Kanal, es spült immer mehr die Ränder ab, je nach Jahreszeit.
Wir Menschen haben diese Bach- und Flussläufe aus falsch verstandenem Schönheitssinn oder Platzmangel begradigt, leider mit fatalen Folgen für unsere Umwelt.

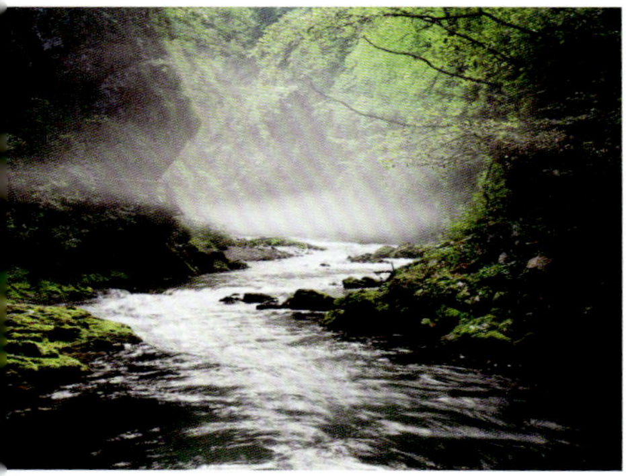

Die rechts- und linksdrehenden Wirbel hat Viktor Schauberger schon in der ersten Hälfte des 20. Jahrhunderts als Flößer in seiner Holzschwemmanlage entdeckt. Diese Erkenntnisse der Verwirbelung hat viele „Wasserforscher" zur Entwicklung von Wasseraufbereitern angeregt.

Die Wirbelprozesse finden auch beim Potenzieren von homöopathischen Mitteln statt. Für uns Laien ist das sichtbar nachzuvollziehen, indem wir ein rohes Ei (mit der Schale!) in ein Glas Wasser geben und umrühren: Es bildet sich ein Wasserwirbel, der das Ei nach oben hebt. Das gleiche Prinzip der Wirbelkraft nutzen die Fische, die gegen den Strom schwimmen.

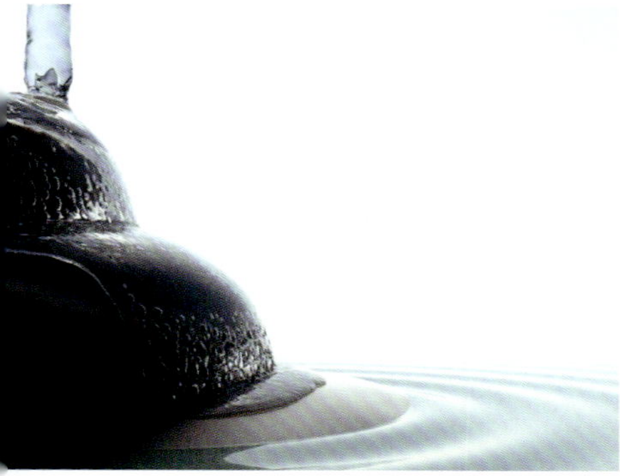

In jedem Stein finden wir so genanntes Kristallwasser. Kein anderer Stoff auf diesem Planeten ist so wichtig, er befindet sich in allem – egal ob gasförmig, flüssig oder fest.

Dieser Stoff lässt alles gedeihen, erblühen und weiterleben.

Die natürlichen Einflüsse auf das Wasser über Sonnenlicht, Ordnungsimpulse aus der Natur und dem Kosmos wirken steuernd auf das organische Leben der Erde. So kann ein altes Korn nach Tausenden von Jahren ohne Wasser noch keimen, wenn es in Wasser gelegt wird!

Mit dem Urmeer war die Grundlage zur Bildung höheren Lebens geschaffen.

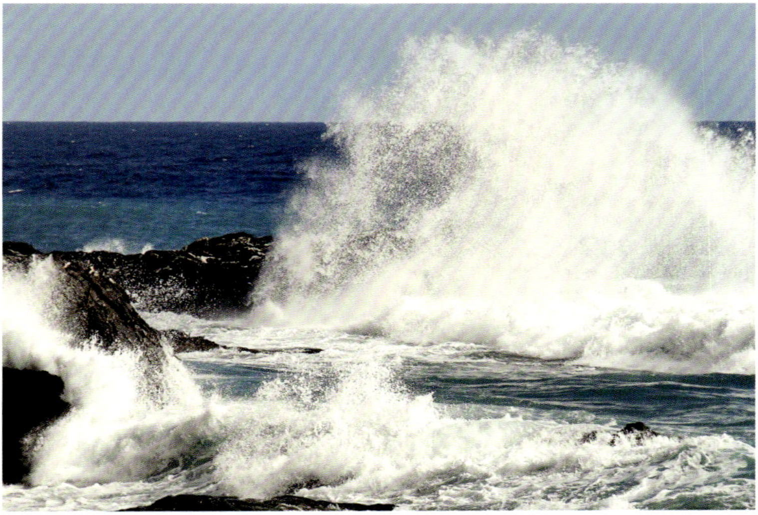

Die Erdoberfläche besteht zu 60-70 % aus Wasser, wie auch der Mensch und andere Lebewesen. Das Festland, auf dem wir leben und uns bewegen, wird durchzogen von Seen, Flüssen und Bächen, vergleichbar dem extrazellulären Wasser, der Grundregulation, im Menschen.

Wie wichtig Wasser für uns Menschen ist, zeigt unsere vorgeburtliche Entwicklung in der Fruchtblase, die einen pH-Wert von mindestens 7,5 haben sollte, wiederum ähnlich dem Urmeer.

Diese Entsprechungen sind kein Zufall!

Was bedeutet Wasser für unser Leben?

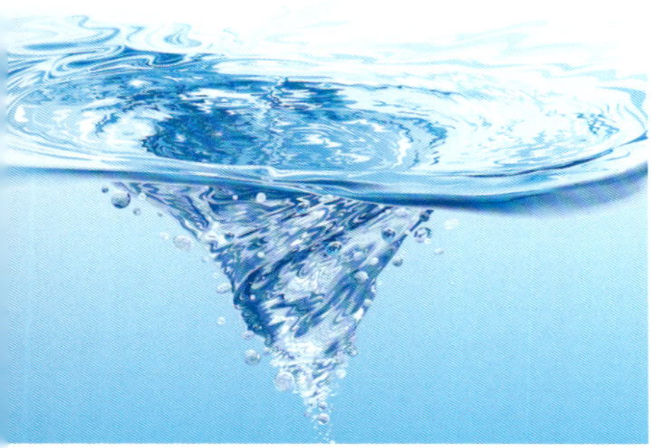

In meinen Seminaren und Vorträgen werde ich immer gefragt: Welches Wasser soll ich trinken?

Heute wird viel über Wasser gesprochen, geforscht und vermarktet. Wasser speichert elektroenergetische Schwingungen, d. h., Wasser ist ein Informationsträger. Viele namhafte Forscher, von Viktor Schauberger über Wolfram Schwenk, Johann Grander, Ruth Kübler, Fritz Albert Popp, Alexander Lauterwasser, bis Masaro Emoto und vielen anderen, haben diese Tatsache in ihren Arbeiten belegt.

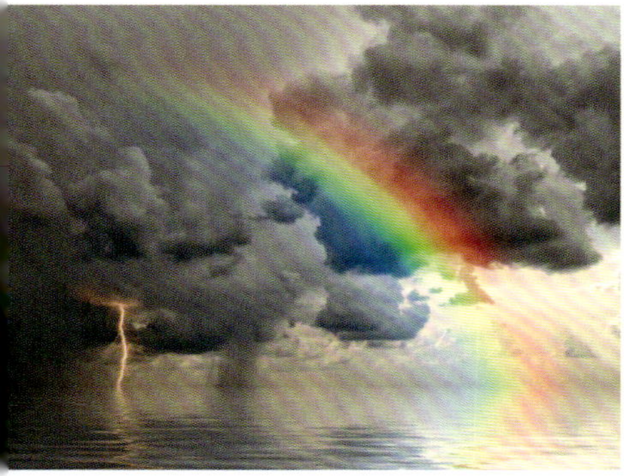

Wasser ist demnach der Träger aller Lebensprozesse. Auf Wasser, das Lebensmittel Nr. 1, können wir nur ganz kurze Zeit verzichten. Hier sei nochmals die Verbindung geknüpft zur menschlichen Körperflüssigkeit, der Lymphe. Die heutige Physik weist diese in der Quantentherapie nach. Stoffliches besteht nicht nur aus Sichtbarem, sondern wird im Wesentlichen durch unsichtbare Impulse geprägt. Wir benötigen einen guten Lymphfluss, um diese Trägerstoffe im Körper in Fluss zu halten und die jeweiligen Informationen an die Zellen transportieren zu können. Gleichzeitig wird die Lymphe durch einen ausgeglichenen Säure-Basen-Haushalt in Fluss gehalten, d. h., der Elektrolythaushalt und der Zellstoffwechsel können optimal zusammenwirken.

Wird diese Wasserlösung im Gewebe verfestigt oder sogar blockiert, entsteht mit der Zeit eine „acidotische Lymphblockade“ (vgl. POTAMOS-Fachpublikation „Die acidotische Lymphblockade“).

> Der Schmerz ist der Schrei des Gewebes nach fließender Lymphe!

Der tägliche Flüssigkeitsbedarf eines Menschen liegt bei 2-3 l (das sind ca. 1000 l im Jahr). Werden wir 80 Jahre alt, sind es ca. 80 000 l. So zeigt sich, dass wir ständig von Wasser (Lymphe) durchströmt sind. Ein Baum benötigt ca. 30 000 l pro Jahr. Er nimmt es auf über die Wurzeln und verdunstet das Wasser in die Atmosphäre. Allein schon daraus müsste uns die Sünde an der Natur klar werden, die wir mit dem Roden von Regenwäldern begehen.

In der industrialisierten Welt verwenden wir das Wasser verschwenderisch in Produktionsprozessen wie auch im Privatleben, z. B. für die Autowäsche oder für Badelandschaften. Wasser scheint für jeden eine andere Bedeutung zu haben: ob Wassersportler oder Fischer, Verkäufer von Wasseraufbereitern, taufender Theologe. Wir geben dem Wasser Namen wie Trinkwasser, Brauchwasser, Heilwasser, Naturwasser, Tafel- und Quellwasser oder auch Körperwasser.
Aber noch für unsere Vorfahren war es das Element des Lebens, der Kraftvermittlung, der Reinigung.

Aus all dem resultiert meine Empfehlung, öfter die Wassersorte zu wechseln, mal mit mehr oder weniger Mineralstoffen, jedoch vorzugsweise ohne zugesetzte Kohlensäure. Wasser gehört immer in Glasflaschen: Wir produzieren weniger Müll und vermeiden Kunststoff, der nachweislich schädliche Substanzen an das Wasser abgibt. Und schließlich lernen wir auch den Geschmack des Wassers wahrzunehmen.

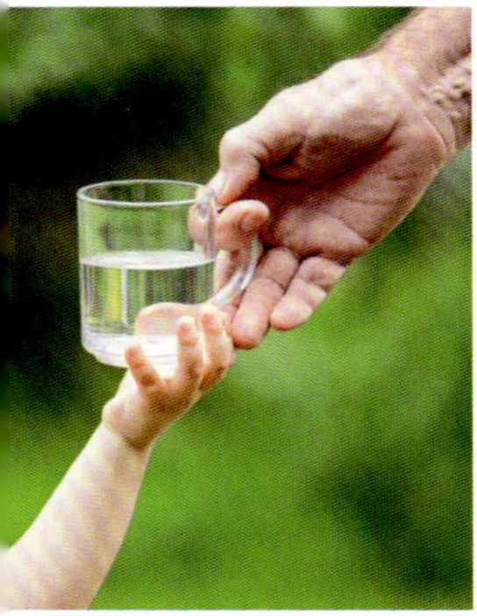

Wir können nicht oft genug betonen, wie wichtig lebendiges Wasser ist, um unsere Zellen zu nähren, aber auch zu entlasten (entgiften). Dies kann nur funktionieren, wenn auch die Lymphe in Fluss ist.

Lebensmittel, die in der Mikrowelle gegart, UV-behandelt, sterilisiert, zentrifugiert oder anderweitig manipuliert werden, erzeugen im Körperwasser, der Lymphe, Disharmonie. Die wertvollsten Nahrungsmittel sind ohne Hightech zubereitet (vgl. ACIDOSE-NATURKÜCHE).

In unseren POTAMOS-Seminaren wie auch in der täglichen Praxis stelle ich immer wieder bewundernd fest, wie Menschen mit der ACIDOSE-NATURKÜCHE und unseren Behandlungen in kurzer Zeit aufhellen. Die Aura wird klar und strahlend.

Was bedeutet Wasser für unsere geistige Entwicklung?

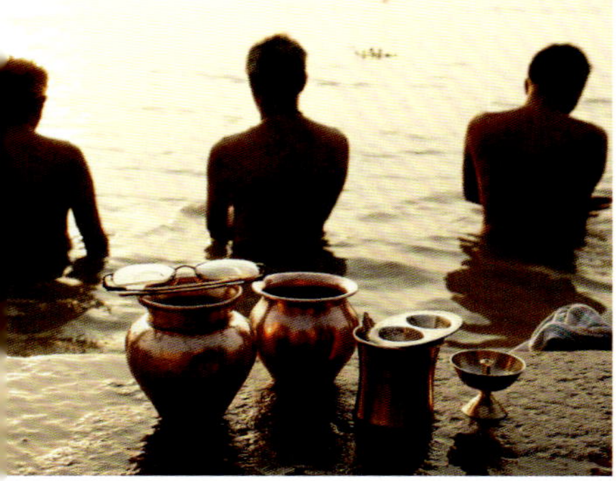

Das Wort Pilgern bedeutet im indischen Sanskrit „die Reise zu den Flüssen“. Mit den ritualen Reinigungen wurde auch eine innere Reinigung verbunden. In fast allen Religionen gibt es als Initiationsritus die Wassertaufe. In der Genesis des Alten Testaments heißt es: „Der Geist schwebt über dem Wasser.“
Der Geist kann sich nur weiterentwickeln, wenn wir diese Gesetzmäßigkeit des lebendigen Wassers erkennen und bewusst in den Alltag einfließen lassen.

Die Heilquellen mit ihren nachweislich gesundheitsfördernden Inhaltsstoffen können uns körperlich stärken. An den Orten mit heiligen Quellen wurden diese stärkenden Kräfte Nymphen, Nixen und Wasserwesen zugesprochen – ist es nur Glaube? Auch wir kennen in unserer westlichen Kultur Wasseranwendungen wie Kneippen oder Solebäder, aber ebenso auch den Urlaub am Meer mit der mineralhaltigen Luft, sodass wir uns gesund und wohl fühlen.

Seit Anbeginn der Zeiten gibt es auf diesem Planeten und im gesamten Kosmos die vom Schöpfer gegebenen gleichbleibenden Schöpfungsgesetze.

„Wasser tritt aus der Erde als Quelle,
bewegt sich als Fluß,
steht als See in ewiger Ruhe und
endloser Bewegtheit das Meer.
Es verwandelt sich zu Eis oder zu Dampf,
es bewegt sich aufwärts durch Verdunstung und
abwärts als Regen, Schnee oder Hagel,
es fliegt als Wolke.
Es ist der Samen, der die Erde befruchtet.
Es spritzt, rauscht, sprüht, gurgelt, wirbelt, stürzt, brandet,
rollt, rieselt, zischt, wogt, sickert, kräuselt, murmelt, spiegelt,
quillt, tröpfelt ...
Es ist farblos und kann alle Farben annehmen.“
(Hartmut Böhne in:„Kulturgeschichte als Wasser“)

Farben – ihre Wirkung

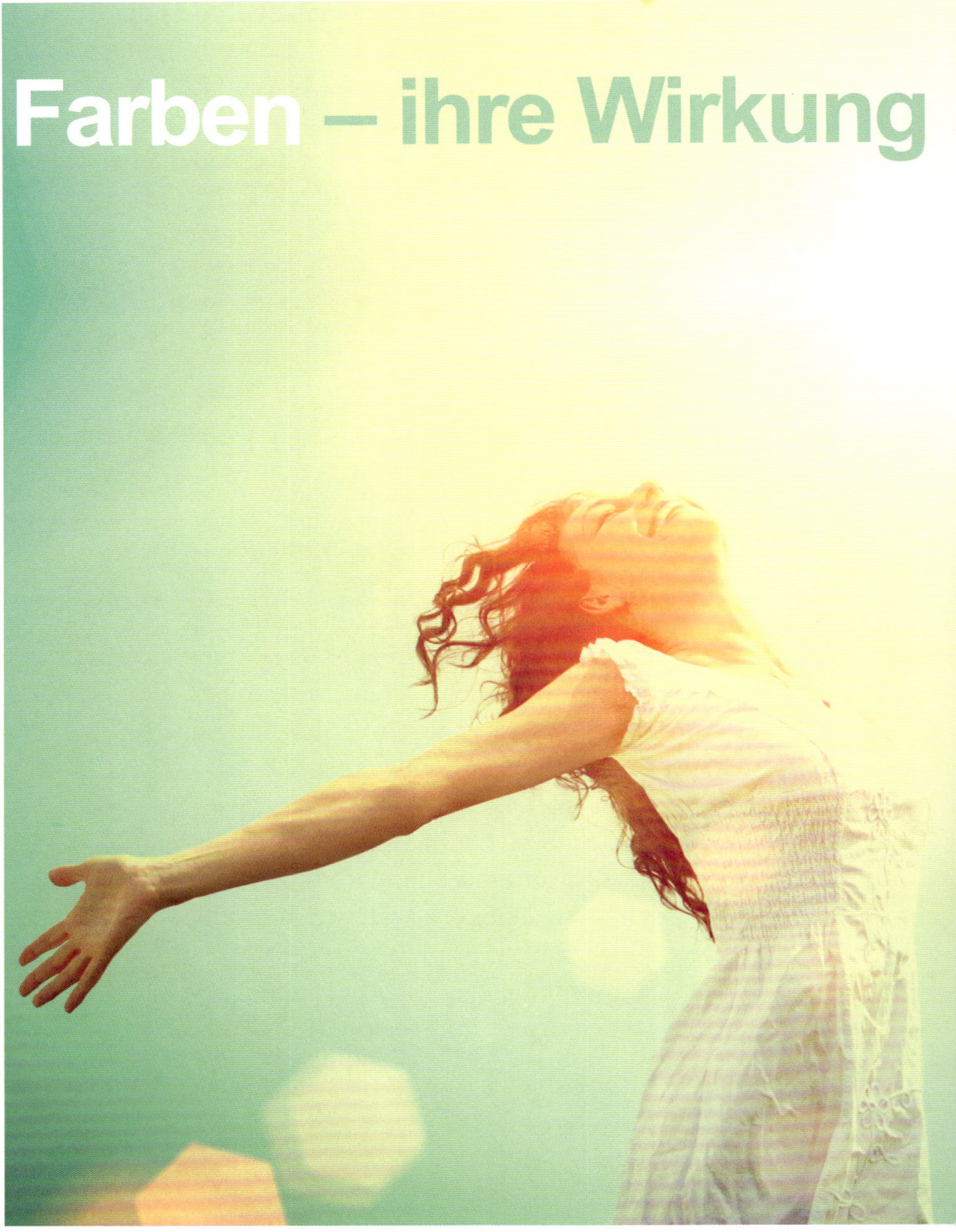

auf uns Menschen

Licht und Farben

Licht ist Leben. Alle Energie kommt vom Licht. Licht dringt in Wellen und Frequenzen über die Haut und auch die Augen in unseren Körper ein und beeinflusst maßgeblich unsere mentale, psychische und körperliche Leistungsfähigkeit.

Für unseren Stoffwechsel, vor allem die Vitamin-D-Synthese, brauchen wir das tägliche Lichtbad von mindestens 30-40 Minuten, auch im Winter. Außerdem stärkt es auf natürliche Weise das Immunsystem. Für all dies äußerst wichtig ist die Säure-Basen-Balance des Körperwassers als Träger aller Substanzen und Energien, mit anderen Worten: die Lymphe in Fluss!

Licht und Farben beeinflussen unser Leben so elementar, dass es uns im Alltag nicht mehr bewusst ist. Wie sehen wir das Licht? Licht ist voller Farben. Wenn Sonnenlicht durch ein Prisma fällt, sehen wir das vollständige Farbspektrum violett, indigo, blau, türkis, grün, gelb, orange, rot. Wenn die Sonne auf Wasserstaub scheint, entsteht ein Regenbogen.

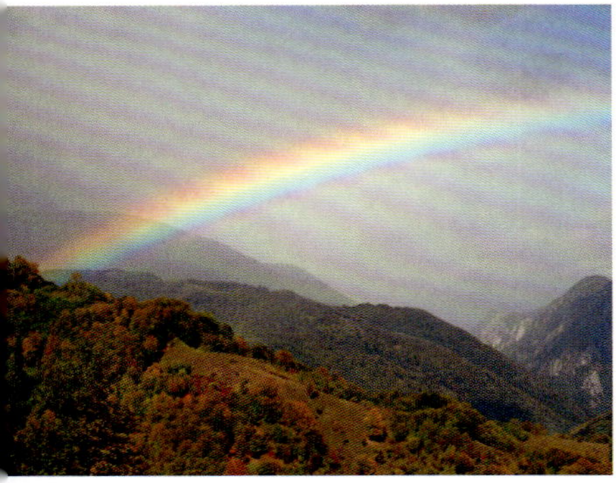

Wie faszinierend wirken auf uns ein Regenbogen, Farbspiele im Wasser oder auf einzelnen Tropfen, die glitzernden Schneekristalle an einem sonnigen Wintertag! Solche Naturphänomene aus Wasser, Licht und Farben öffnen das Herz und bringen die Seele zum Klingen.

Wer mit dem Rücken zur Sonne steht, wird den Regenbogen (Regenkreis), das aufgebrochene Sonnenlicht als Bogen oder Halbkreis in einer das Gemüt erreichenden wunderbar zarten Farbigkeit erleben.

Im Alltag sprechen wir von Farbtönen, Farbspielen, Farbklängen, Farbdüften, Farbsymphonien usw. Hierin drückt sich aus, dass den Farben in Resonanz mit unseren Sinnen eine höhere Bedeutung zukommt.

Heilsteine

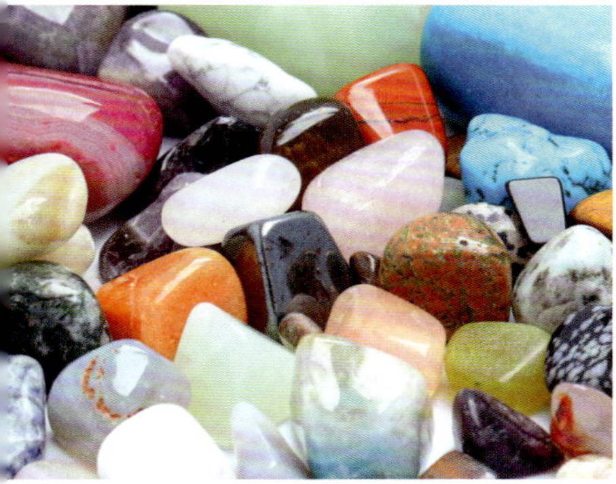

Wenn wir Edelsteinwasser oder -elixiere trinken, beeinflussen wir die Schwingung unserer Körperflüssigkeit, der Lymphe.

Auch Ziersteine im Garten, Mineralien und Edelsteine als Schmuck, als Heilsteine wirken nicht nur als chemischer Stoff, sondern mit ihren Farbfrequenzen und ihrer Lichtenergie auf unseren Körper und unser Wohlbefinden. Wer gerne Edelsteine trägt, kann seine persönliche Farbenergie auf schöne Weise aufladen.

Weiß:
Reinheit, Ehrlichkeit, Vollkommenheit

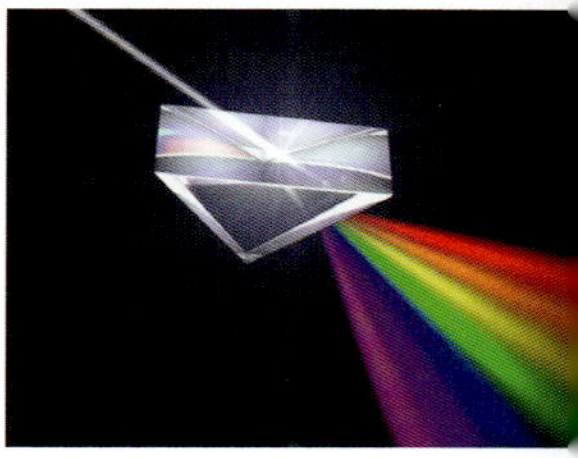

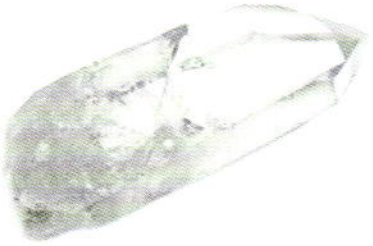

Bergkristall

Violett:
Neugier, Gelöstheit, Hingabe

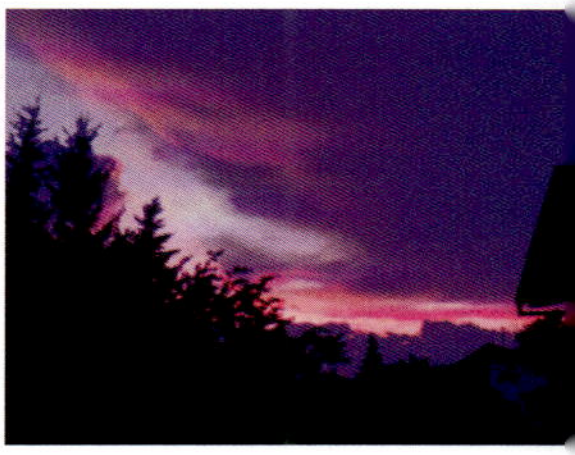

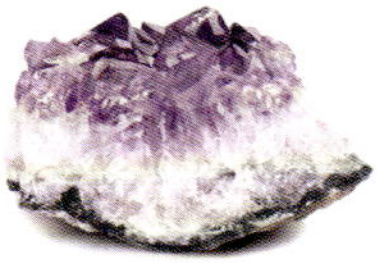

Amethyst

Blau:
Vertrauen, Öffnung (Horizont, Himmel), Freiheit, Tatendrang

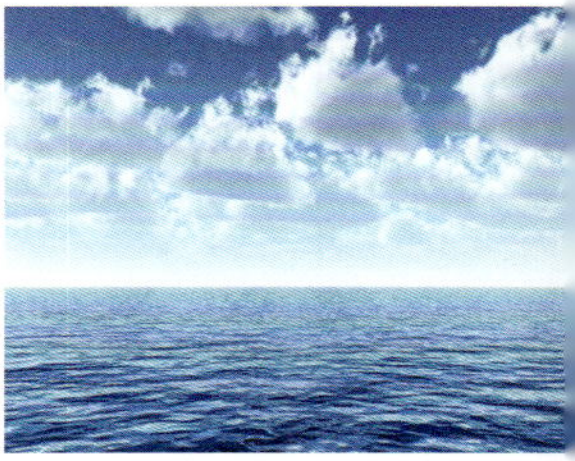

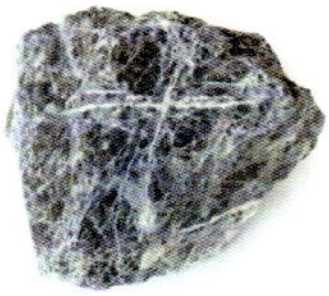

Chalzedon

Grün:
Innere Ruhe, Erneuerung (vgl. Natur)

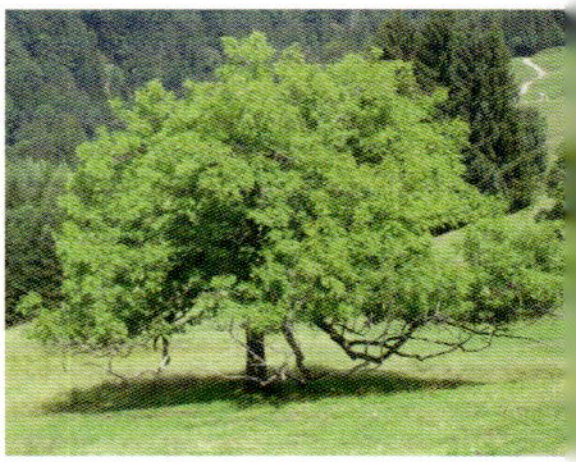

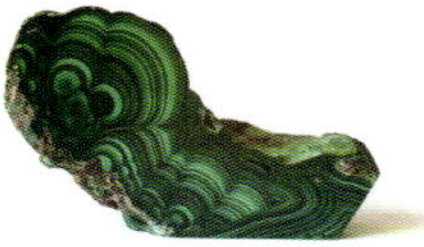

Malachit

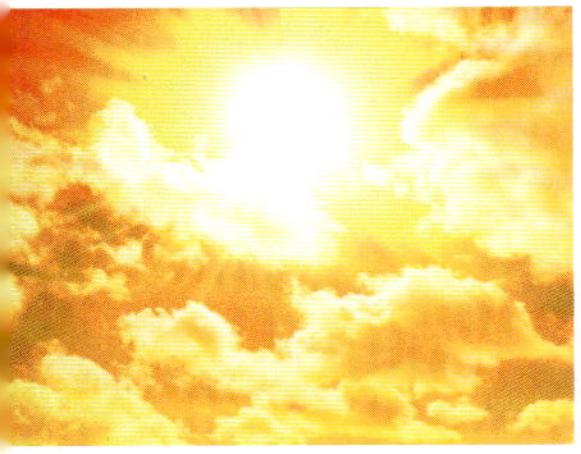

Gelb:
Entkrampfung, Kontaktfreudigkeit, Heiterkeit

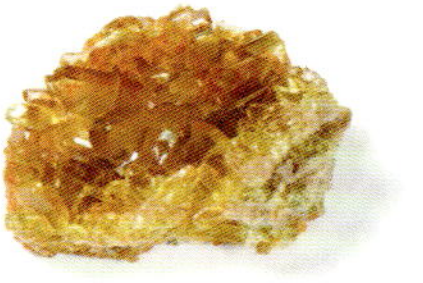

Citrin

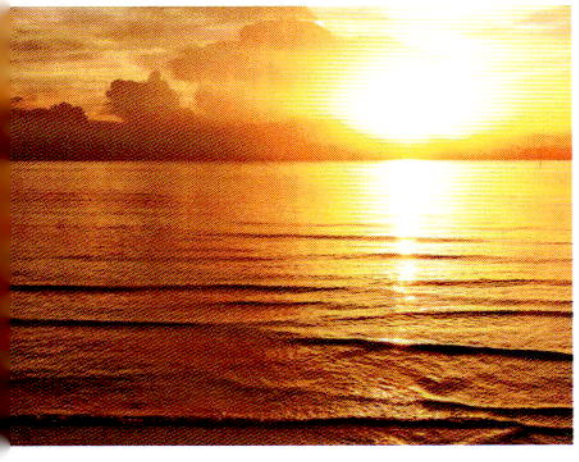

Orange:
Ruhe und Ausgleich, Gemütlichkeit

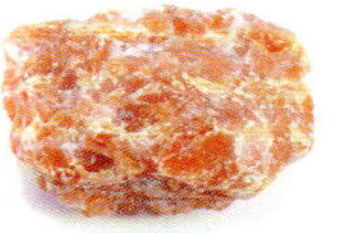

Calzit

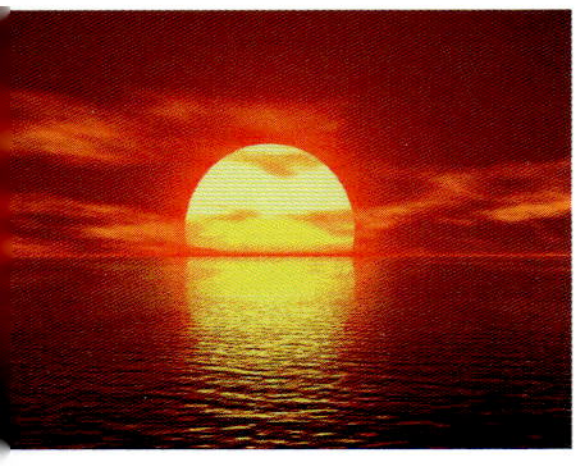

Rot:
Aktivität, Temperament, Lebensfreude

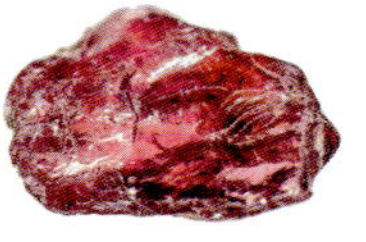

Feueropal

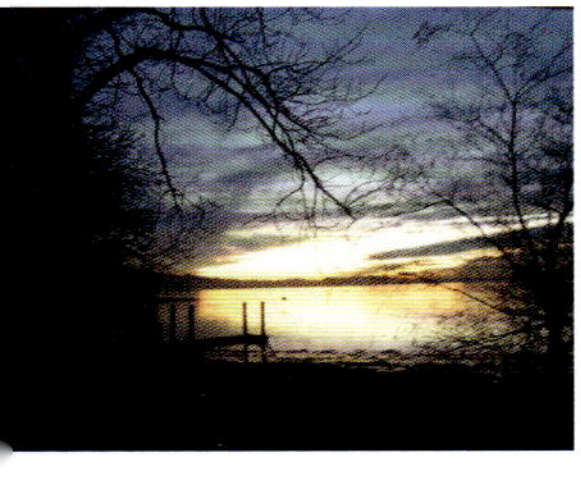

Schwarz:
Saugt alles Licht in sich auf, Trauer, Depression, kann aber auch schützen

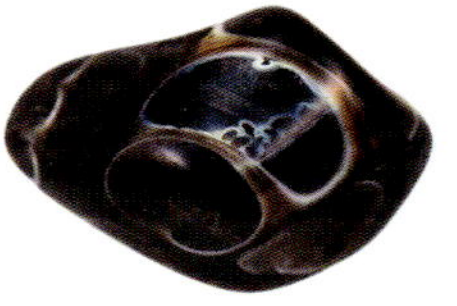

Regenbogenobsidian

Farben, Schwingung, Quanten

Schwingung ist Energie, die vom Licht kommt. Das Lichtgesetz, einfach ausgedrückt, ist Lichtkraft (Welle) und Meer (Wasser), die so genannte

Lichtgeburt

für alles Leben dieser Erde. Licht kann das Leben formen und löschen. Alles Grobstoffliche, alle Formen der Natur und somit auch die Farben enthalten Lichtimpulse. Licht ist für uns Menschen erst sichtbar, wenn es auf Materie (Grobstoffliches) trifft als Farben.
Die heutige Physik spricht von Quanten (Welle), d. h. in einfacher Form: Jede Farbe schwingt in ihrer Leuchtkraft einzigartig. Wir Menschen nehmen diese Farbe (Schwingung) auf, und zwar jeder in seiner eigenen Art. Deshalb sieht der eine das Gelb so und ein anderer eben anders. Wir nehmen die Farbe wahr, jedoch hängt die Intensität der Schwingung (Frequenz) der jeweiligen Farbe mit unserer Aufnahmefähigkeit zusammen. Wir gehen in Resonanz mit der Farbe, wir saugen sie auf, wir erleben sie in aller Sinnlichkeit, wir benötigen sie zur Harmonie. Voraussetzung für diese Resonanz ist eine fließende Lymphe.
Ich erinnere: Aus Welle und Wasser wird Lichtenergie.

Unsere Sinne

Unsere Sinne, die über ein nervales Steuersystem und Drüsen im Körper funktionieren, sind wichtige Helfer, um Farben, Schwingungen, Resonanzen wahrzunehmen. Auch dazu ist eine flüssige Lymphe unbedingte Voraussetzung.

Die erste Resonanz, die ein Säugling wahrnimmt, sind die Augen der Mutter beim Stillen, die Brust, der Hautkontakt, der Geschmack, der Geruch, das Greifen der Händchen an die warme Brust der Mutter - eine tiefe, einzigartige Erfahrung der ersten Lebenswochen!

Farben beeinflussen unsere Sinne

Verstärken Sie Ihre Farbenkräfte, indem Sie bewusst die Farben sehen, hören, riechen, schmecken und fühlen lernen.
Diese sinnlichen Wahrnehmungen unterstreichen Ihre harmonische Ausstrahlung auf Ihre Mitmenschen.

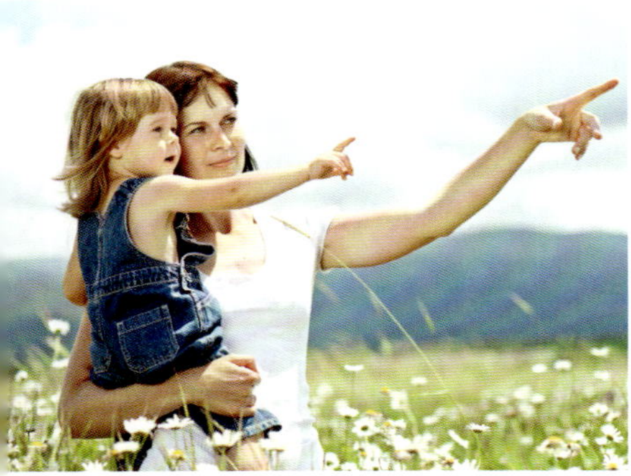

Sehen – Farbtöne:

Wir nehmen über unsere Augen einen Farbton ganz individuell auf: Dasselbe Rot wirkt beispielsweise auf den einen belebend, auf den anderen bereits aggressiv.

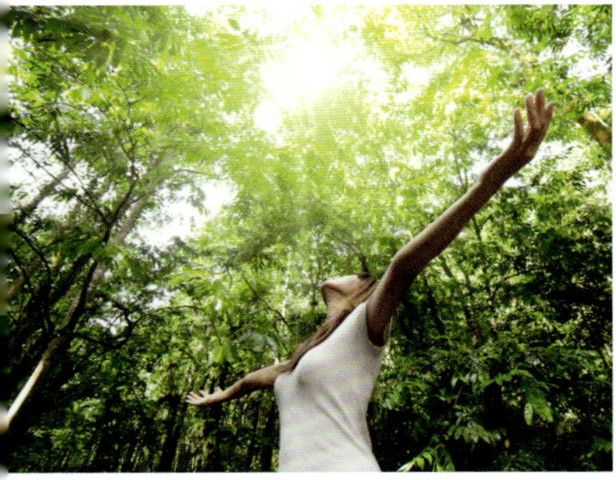

Hören – Farbklänge:

Die Frequenzen von Farben werden als Farbtöne oder Farbklänge in der Musik und in speziellen Therapieformen genutzt. Wohltuende harmonische klassische Musik, aber auch Klänge aus der Natur (das Plätschern eines Bergbaches, das Rauschen von Blättern, das Zwitschern der Vögel) fördern die Farbharmonie unseres Körpers. Spüren Sie in sich, schließen Sie die Augen und nehmen wahr!

Riechen – Farbdüfte:

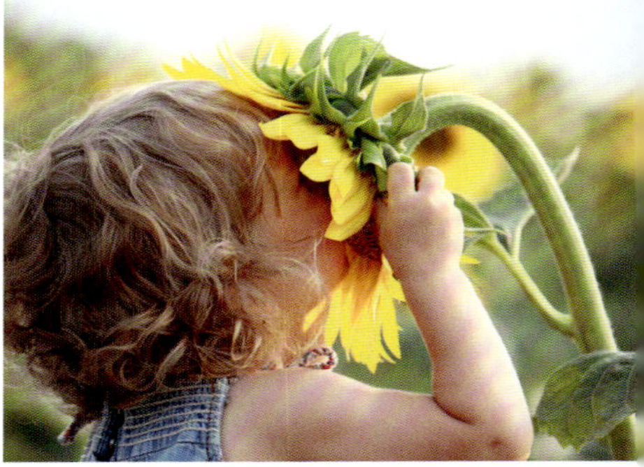

Zwei Menschen gehen durch einen wunderschönen Park. Dem einen fällt nichts auf, der andere saugt die Düfte, die Farben regelrecht auf.
In der Werbung werden Farben mit Gerüchen verbunden, z. B. wird frische, saubere Wäsche in strahlendem Weiß mit Maiglöckchenduft oder Meeresbrise beworben.

Fühlen – Farbschwingung:

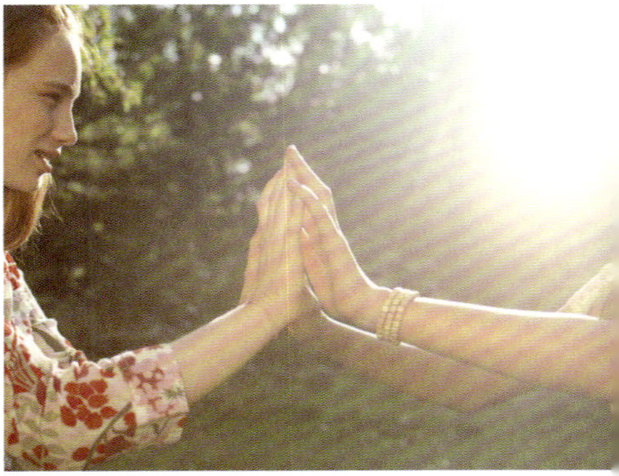

Feinfühlige Menschen können die Schwingungen von Farben wahrnehmen, z. B. können Blinde Farben ertasten.

Schmecken – Farbgeschmack:

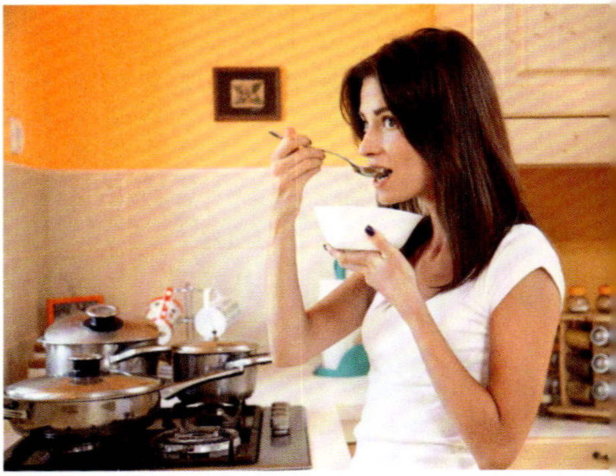

Ein farbenfroh angerichtetes Essen macht Appetit. Bei Esstherapien setzt man Farben ein, um den Geschmack zu bilden.

In Farben sprechen und singen

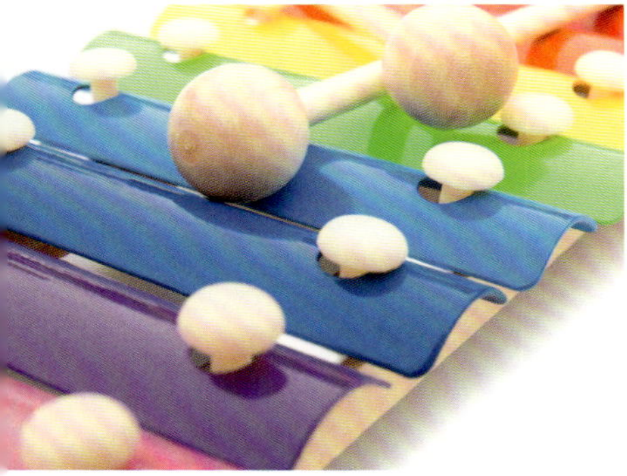

Vielleicht kann sich der eine oder andere noch an die farbigen Kinderlieder erinnern, z. B. „Grün, grün, grün sind alle meine Kleider“. Diese einfachen Melodien, diese Klangfarben setzen Gefühle (Schwingungen) um, sie wirken beruhigend und harmonisierend auf die Stimme und vor allem auf unsere Stimmung. Wie wichtig ist doch das Singen mit unseren Kindern! Noch heute beobachte ich, dass wir bei Kindern mit Sprechgesang die Aufmerksamkeit wecken können, sodass sie ruhiger werden und zuhören können.

Auch Gedichte können voller Klangfarben und harmonischer Rhythmen sein, beispielsweise dieses von Rainer Maria Rilke:

„Du einig Weiß“, ich mag dich nicht zerspalten
in das, was abwehrt und in das, was ruft.
Es sei, nach ihrem Wesen abgestuft,
jegliche Farbe klar in dir enthalten.

Du, deiner sieben Farben Inbegriff
empfinde, was die Vielfalt dir verspricht,
doch wenn sie dich verwirrt,
so übertrifft sie immer neu mit deinem weißen Licht.

In unserer Schöpfung sind Farbe und Ton immer gleichbleibend. Nur das individuelle Erleben eines Menschen, wie er sieht und schaut, für sich wahrnimmt, macht den Unterschied.

Farbe ist Farbe, Ton ist Ton, Form ist Form

Wir Menschen verändern uns im Laufe unseres Lebens. Die kindliche Wahrnehmung, die von allen Sinnen geprägt ist, kommt im späteren Alter in Erinnerung. Im reifen Alter nehmen wir oft wieder alles intensiver wahr. In unserer aktiven Zeit mit all ihrer Hektik ist es um so wichtiger, die Achtsamkeit auf sich selbst, die Umgebung, die Natur zu üben und für wenige Momente innezuhalten.

Die Milliarden von Menschen auf unserem Planeten nehmen individuell wahr, und zwar ausschließlich durch das Erleben mit allen Sinnen. So wie wir uns innerlich entwickeln, verändert sich auch für uns die Außenwelt, es verändern sich Sehen und Hören, es verändert sich die Sinnhaftigkeit. Die Art, wie wir wahrnehmen können, hängt von unserer geistigen Entwicklung ab. Mit unserer Ausstrahlung gehen wir in Resonanz mit unserer Umgebung und können die Formen beleben, so wie der Volksmund sagt: „Wie es in den Wald hineinruft, so schallt es heraus."

Sonnige Tage sorgen für Lebensfreude und Wachstum, graue Tage machen oft lustlos und depressiv.

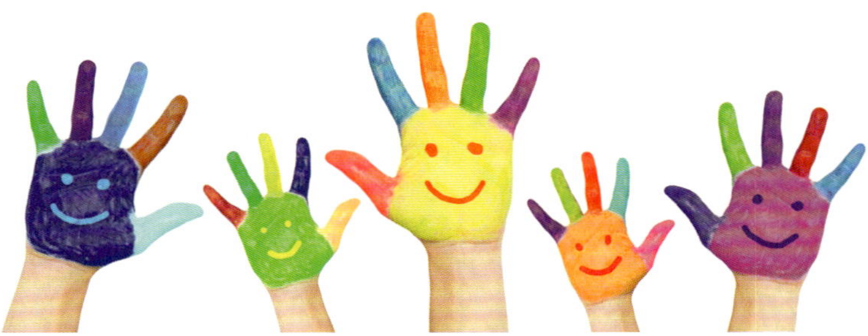

Modefarben im Wandel der Zeit

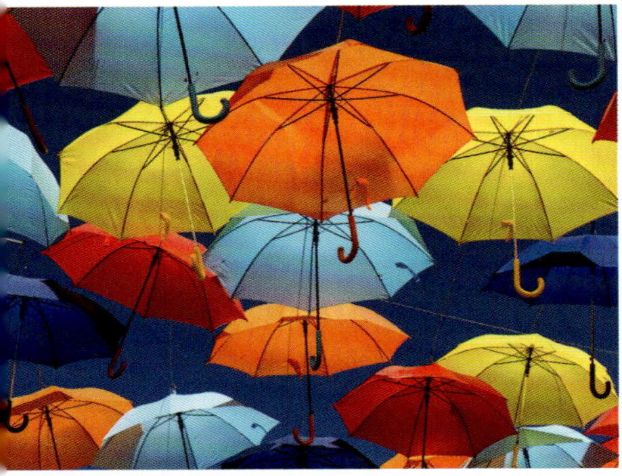

Die Ansichten zu Farben sind modeabhängig. Traditionell haben alle Kulturen ihre eigene Farbenlehre.

Noch nie waren die Farben der Kleidung, der Autos, der Inneneinrichtung global so ähnlich wie in den letzten Jahrzehnten. Maßgeblich dafür sind Spezialisten, die in jährlichen Meetings die Modefarben der folgenden Saison bestimmen. Inwieweit wir uns davon beeinflussen lassen, liegt an unserer individuellen Selbstsicherheit. Die individuelle Farb- und Stilberatung kann deshalb vorteilhaft sein, nicht nur für den Auftritt in der Öffentlichkeit, sondern auch für das Wohlbefinden.

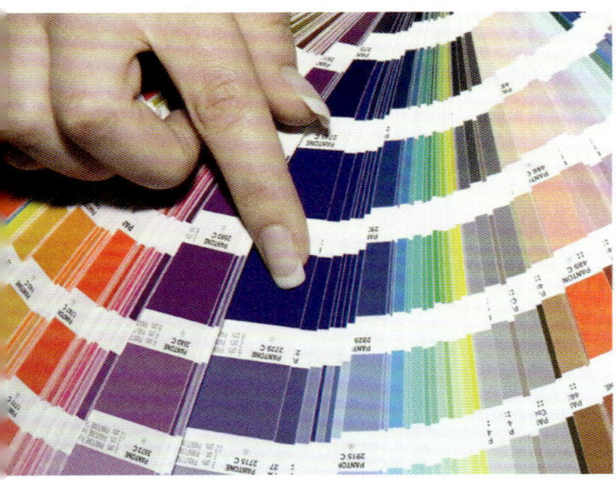

Unsere Wohnung spiegelt unser Innerstes. Warme Farben wie Orange, Gelb, Rosa machen gemütlich, während dunkle Farben und Grautöne kühl und sachlich wirken.

Der Blick in den Garten auf das beruhigende Grün und die Farbzusammenstellung der Pflanzen können einen nervösen Zustand beruhigen.

Auch die Farben der Kleidung wirken auf unser Innerstes. Wie oft passiert es mir, dass ich mir abends Kleidung für den nächsten Tag zurechtlege, aber am nächsten Morgen sie nicht anziehen mag. Dann halte ich mich gerne an die Tagesfarbe, nach der wir uns auch bei der POTAMOS-Wohlfühlsuppe richten (vgl. ACIDOSE-NATURKÜCHE, S. 230).

Der wirkliche Schönheitssinn wirkt immer einzigartig. Wenn wir den Mut haben, uns so zu kleiden und unsere Umgebung so zu gestalten, dass wir uns wohlfühlen, haben wir unseren Lebensstil gefunden. Er verändert und entwickelt sich mit unserer inneren Reifung.

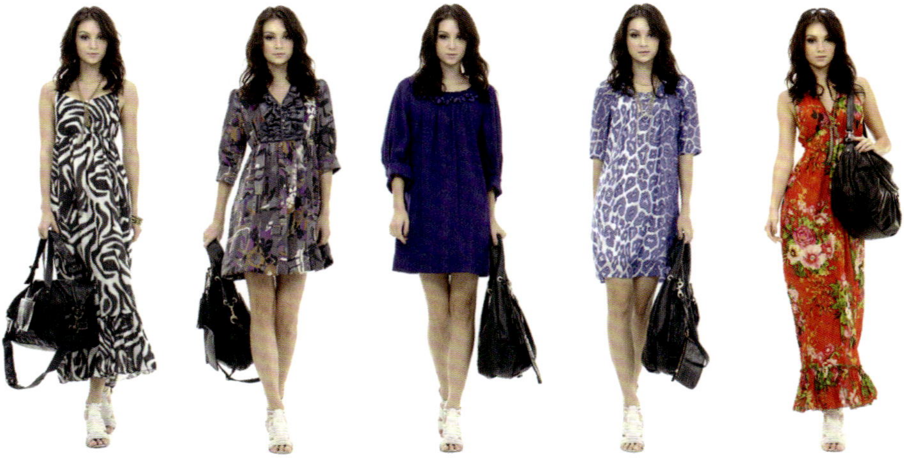

Farben von Tischdekoration und Speisen

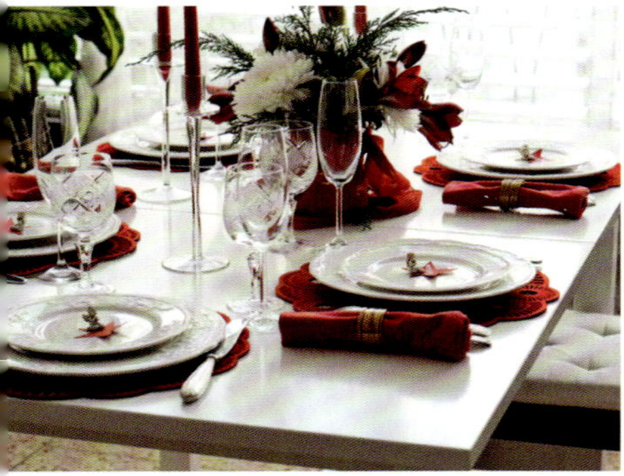

Welche Wirkung die Farben von Tischdekoration und Speisen haben, können wir ganz einfach ausprobieren: Was für ein Augenschmaus, in einen Raum zu treten, in dem der Tisch in den Farben der Jahreszeit dekoriert ist! Dagegen sieht ein Teller nur mit Braten und brauner Soße wenig attraktiv aus. Schwarze Teller hemmen den Appetit, grüne Teller regen ihn an. Ein bunter Teller erweckt Freude in allen Sinnen. Ist der Tisch harmonisch gedeckt, benötigen wir nicht diese überfüllten Teller. Kochen, gemeinsam essen wirkt auf alle Sinne: Wir spüren, wir erleben uns, wir kommunizieren miteinander.

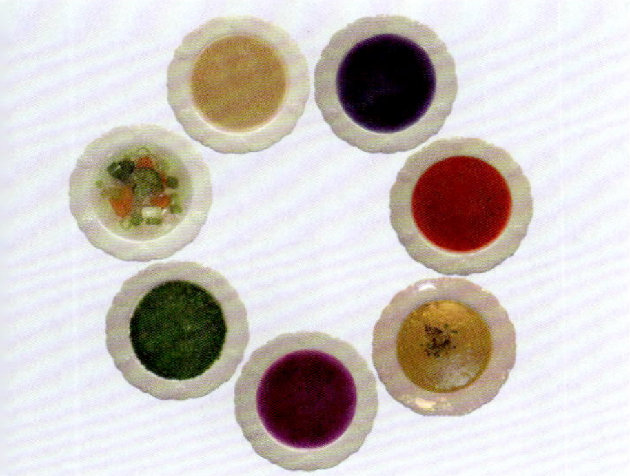

Suppenkranz aus der
ACIDOSE-NATURKÜCHE

Auch Fasten oder Reduktionskost kann Spaß machen, wenn wir die Farben einbeziehen. So orientiere ich mich beim „Fasten mit Wohlfühlsuppen" an den den jeweiligen Wochentagen zugeordneten Farben.

In den Farben spricht das Licht aus dem Universum zu uns.

Was wäre die Welt ohne Farben? Farben bringen Licht und Wärme in unsere Herzen und in den oft grauen Alltag. Farben wirken auf uns ohne bewusstes Zutun, beispielsweise über die Natur.

Alle Farben stehen uns zur Verfügung. Farben können uns fördern, aber auch bremsen. Deshalb ist es von größter Bedeutung, Farben zu kennen und im Alltag bewusst einzusetzen.

Kein Ding auf dieser Erde ist ohne Farbe. Dieses Gesetz ist in uns allen. Das Gesetz von Licht, Farbe und Schwingung ermöglicht uns ein Verständnis für:

„Am Anfang war das Wort.“

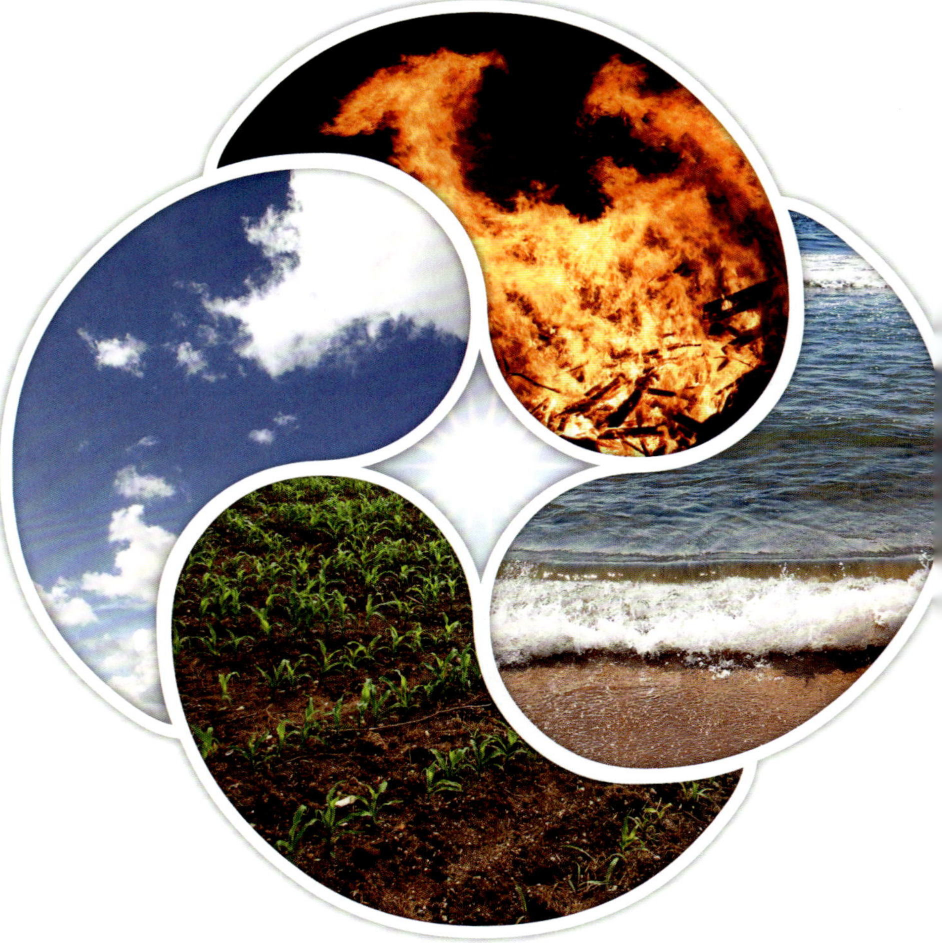

Schlusswort

Wir alle auf dieser Erde sind ein Teil des großen Ganzen. Es gibt allerdings nicht nur dieses Sonnensystem, es gibt deren viele. Raumstationen und Satelliten, der Weltraummüll, die uns permanent umkreisen, stören das Gleichgewicht der Sphären.

Alles, was geschieht, bleibt als Information oder Energie. Wir Menschen forschen, hinterfragen und lernen nur, was unser grobstoffliches Auge sehen kann. Wie abgeschnürt ist das Wissen der feinstofflichen Welt! Jede Kultur weiß um diese wunderbaren Schätze.

Die vier Elemente Wasser, Luft, Feuer und Erde

Alle Erkenntnisse können nur funktionieren, wenn wir die Allmacht und den Reichtum der Elemente akzeptieren, ihren Sinn, die Liebe unseres Schöpfers, der uns die Elemente gewährt zum Reifen in dieser Grobstofflichkeit.

Die Natur zeigt uns alles, was wir wissen müssen:

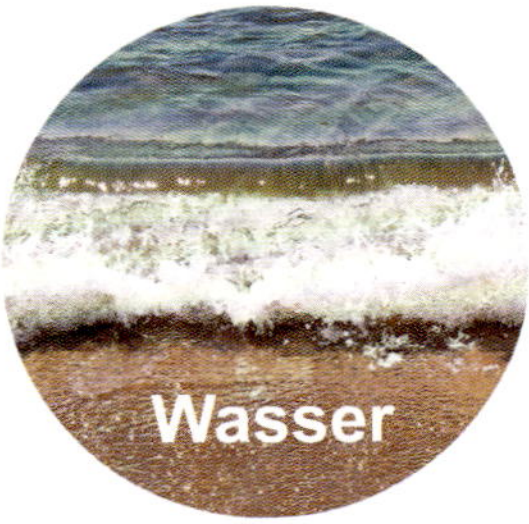

Die Weltmeere, das Urmeer aus dem wir kommen, welches heute noch unsere Zellen umspült
Die Bäche und Flüsse in ihren schlangenartigen Windungen, sofern sie nicht vom Menschen begradigt wurden
Das Fruchtwasser, in dem wir uns vorgeburtlich entwickeln

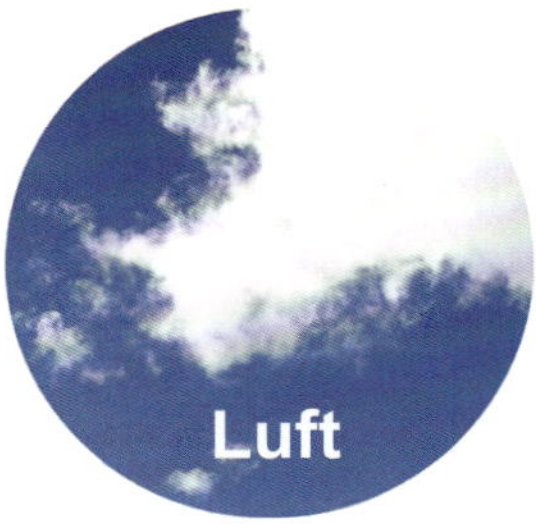

Der Sauerstoff in Symbiose mit den Pflanzen
Der erste Atemzug sofort nach der Geburt
Die klare Luft
Der Wind, die Wolken, die Stürme, die Tornados
Die Thermik für Segelflugzeuge und Gleitschirme

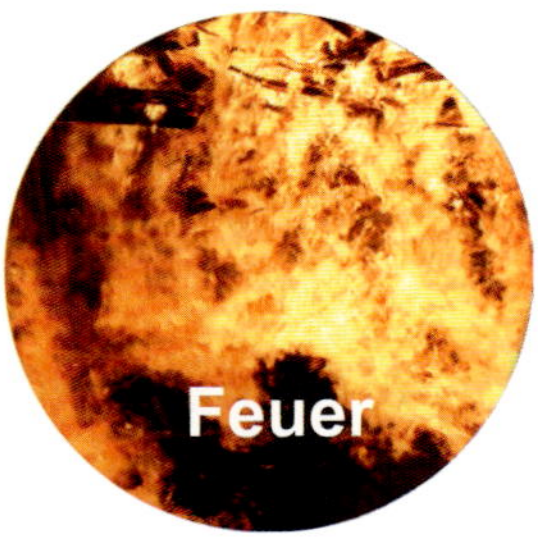

Die Sonne, die Wärme, die Vulkane
Das heilige Feuer, die Nächstenliebe, unsere Familie
Die Kerze zur Meditation zentriert, erfüllt unsere Herzen mit Wärme, löst Energieblockaden stofflich und feinstofflich.

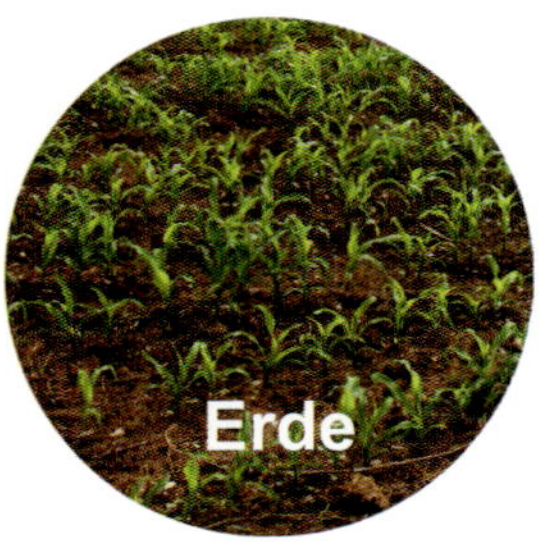

Mutter Erde, die uns trägt und nährt
Mikro- und Makrokosmos mit Billionen von Kleinstwesen
Die Gesteine
Die Pflanzen
Die Tiere und Menschen

All diese Eigenschaften der Elemente können wir durch die Schulung unserer Sinne wahrnehmen mit all unserem Tun in der Natur, in Bewegung und Ernährung. Gerade in unserer technisierten Welt ist es wichtig, die sinnliche Wahrnehmung zu erhalten. Das funktioniert nur, wenn unsere Körperflüssigkeit, die Lymphe, in Fluss ist. In gegenwärtiger Dankbarkeit dürfen wir aus all dem schöpfen.

Der Weg zur körperlichen Gesundheit und somit auch zur geistigen Wachheit wird durch dieses Gleichgewicht in der Natur gefördert. Selbstachtung und Selbstliebe sind die Grundlagen für die Nächstenliebe, die Liebe zur Natur und allen Geschöpfen.

Ich glaube, dass wir die Weichen zu dieser Individualität bereits gestellt haben. Wer Augen und Ohren offen hat, nimmt wahr, dass die Zeit der großen Reinigung des Planeten voll im Gange ist.
Bis dato mussten Pflanzen, Tiere, Landschaft, Flüsse, Meere und auch viele Millionen Menschen den Mächten des Gewinnens untertan sein und oft auch weichen, begleitet von großem Leiden. Die Zeit ist zu Ende, die Elemente wehren sich, schütteln und rütteln.

Jeder kann bei sich im Kleinen anfangen!
Hierzu ist dieses Buch gedacht.

„Es gibt nicht Gutes außer man tut es.“ (E. Kästner)

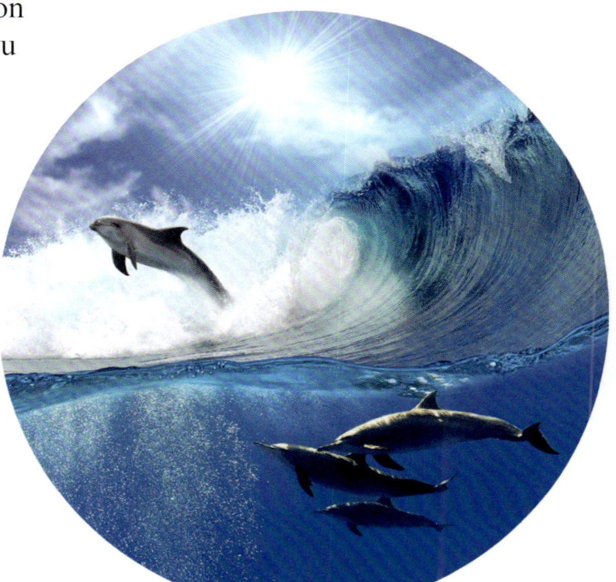

POTAMOS® Leitbild

1. Im Mittelpunkt unseres Denkens und Handelns steht die Vorstellung vom Menschen, der von Grund auf heil werden will. Daher bemühen wir uns in Forschung, Diagnose und Therapie darum, Krankheit zu verstehen und zu wenden.

2. Auf dem Weg zu Diagnose und Heilung erweist sich die Lymphe als dasjenige Medium zwischen Mensch und Umwelt, in dem sich Krankheit und Gesundheit abbilden. So wie die Verfestigung der Lymphe auf systemische und lokale Störungen des Leibes hindeutet, so weist die Verflüssigung der Lymphe auf seine Gesundung hin.

3. Indem der Mensch zwischen dem Flüchtigen (Pneuma) und dem Festen (Versteinerung) steht, erweist sich die flüssige Lymphe – dem Meerwasser ähnlich – als Medium und Bild des Lebens. Unsere Aufmerksamkeit gilt daher in besonderem Maße dem Wasser in und um uns.

4. Wir erheben keinen Alleinstellungsanspruch auf Heilung. Indem wir die Lymphe als Austragungsort erwünschter und unerwünschter leiblicher Prozesse erkennen, verstehen wir uns vielmehr als Vermittler zwischen den verschiedenen Heilwegen. Diese finden wir in einer am Ganzen des menschlichen Daseins orientierten Schulmedizin ebenso wie in der auf ganzheitliche medizinische Begleitung gerichteten „Komplementärmedizin“.

5. Analog zu diesem Verständnis von der möglichen Gleichrichtung der Heilwege streben wir die interdisziplinäre Kommunikation und Aktion mit allen in Heilberufen und verwandten Feldern tätigen Menschen an.

6. Wir sehen uns so in einer Tradition, für die Namen wie Hippokrates, Paracelsus, Hahnemann, Collier u.a. stehen, welche nicht glaubten, den Menschen auf seine Funktionen reduzieren zu können, sondern ihn vielmehr als Geschöpf und freien Geist mit freiem Willen zugleich wahrgenommen haben.

7. Wir wissen, dass wir als Teil eines politischen und ökonomischen Gesamtsystems an Grenzen stoßen und selbst begrenzt sind. Wir wollen jedoch diese Grenzen ohne Anmaßung und den Irrglauben, dass das Leben je zu beherrschen und verfügbar sein könnte, bewusst überschreiten. Für solche Grenzüberschreitungen benötigen wir gleichermaßen Mut und Demut. Diesen Tugenden entspricht die Fähigkeit zur kritischen Intervention und die Kraft der Geduld.

8. In diesem Geiste wollen wir mit allen unseren Partnern zusammenarbeiten. Dies sind niedergelassene Ärzte, Kliniken, Heilpraktiker, andere professionelle Begleiter und Anbieter von Leistungen und alle Menschen auf dem Weg ihrer Heilung.

9. An diesem Leitbild wollen wir unser strategisches und alltägliches Handeln ausrichten. Dabei wollen wir uns in dem Sinne kongruent verhalten, dass wir unsere heilberufliche Arbeit nach innen in demselben Geist leisten, den wir nach außen kommunizieren.

10. Nichts Menschliches ist fertig, alles ist im Fluss. Alle unsere Freunde und Partner, Lehrer und Schüler, Heiler und Patienten stehen in der Offenheit eines Geschehens, die wir durch Achtsamkeit und Gelassenheit erhalten wollen.

POTAMOS® ACIDOSECENTRUM

Marken mit Qualität

1993 | 2002 | 2003

1993	Rosemarie Holzer gründet das Acidosecentrum Königsfeld. Die ersten Säure-Fasten® Praktiker werden ausgebildet.
2002	Dr. med. A.H. Barth erwirbt Markenschutz für die Lgb.
2003	Das Potamos Acidosecentrum in Britzingen wird eröffnet. Die ersten Lgb® Therapeuten werden ausgebildet.

2007 2007 2008 2009

2007	Bitba Basenpulver wird als Marke geschützt. Die Produktreihe Carbonat, Classic und Turbo kommt auf den Markt.
2007	Die ersten Acidose-LymphMassage Praktiker werden ausgebildet.
2008	Das Potamos Schulungsangebot wird um die Acidose-NaturKüche erweitert.
2009	Die Marke ALYB by Potamos umfasst das gesamte Potamos Therapie-Concept.
Heute	Das Unternehmen expandiert stetig und agiert in Deutschland, Österreich, der Schweiz, in Australien und Amerika.

Rosemarie Holzer

Nach ihrer Tätigkeit als Krankenschwester, Erzieherin, Begründerin von Acidose-Selbsthilfegruppen und ihrer 5-jährigen Acidose-Ausbildung bei Dr. Renate Collier gründete Rosemarie Holzer ein Acidosecentrum zunächst in Königsfeld im Schwarzwald. Seit 2004 firmiert dies unter Potamos® Acidosecentrum in Britzingen im Markgräflerland unter der Leitung von Rosemarie Holzer.

Sie ist Autorin mehrerer Ratgeber rund um die Themen Säure-Basen-Haushalt und Acidose (Acidotische Lymphlockade).

Die Potamos® Ausbildung

Ausbildungsziele:

Acidose-NaturKüche Praktiker
Prävention, Heilberufe, Wellness, Gastronomie

Acidose-LymphMassage Praktiker
Prävention, Heilberufe, Wellness

Säure-Fasten® Praktiker
Prävention, Heilberufe, Wellness

Lgb® Therapeut der Lymphologischen Ganzheitstherapie nach Dr. Barth
Heilpraktiker und Ärzte

Die Ausbildungen werden von qualifizierten Potamos Lehrern durchgeführt und schließen mit einer ärztlich zertifizierten Prüfung ab.

Detaillierte Informationen über Ausbildungsinhalte und -termine sowie die Kontaktadressen der Potamos Absolventen finden Sie unter **www.potamos.de**.

Kontakte

Die aktuellen Kontaktadressen von

Lgb® Therapeuten,
Säure-Fasten® Praktikern,
Acidose-LymphMassage Praktikern
und Acidose-NaturKüche Praktikern

finden Sie unter **www.potamos.de.**

Bitba Basenprodukte

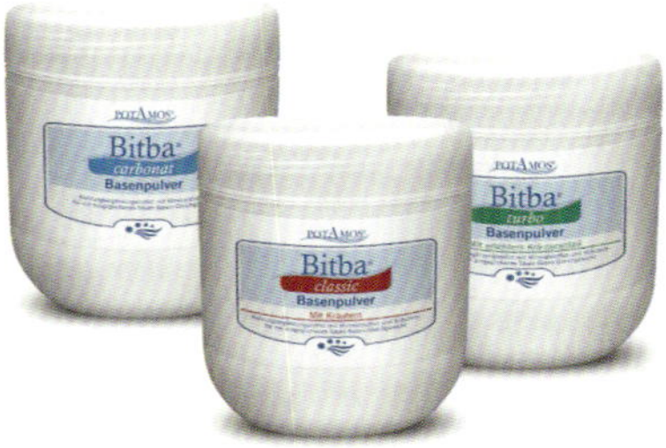

Nahrungsergänzungsmittel mit wertvollen Mineralstoffen für einen ausgeglichenen Säure-Basen-Haushalt und zum Abbau von acidotischen Lymphblockaden. Das Verhältnis von Säuren und Basen ist für die Funktion aller Stoffwechselvorgänge im Organismus und für den Lymphfluss von großer Bedeutung. Daher ist es oft sinnvoll, die tägliche Ernährung durch eine Kombination wertvoller Mineralstoffe und Kräuter zu ergänzen.

Qualitätsmerkmale:

- Hergestellt in Deutschland
- Hochwertige Rohstoffe und sorgfältige Verarbeitung
- Frei von Gluten und Milchbestandteilen
- Frei von künstlichen Farb-, Aroma- und Konservierungsstoffen

Darreichungsformen:

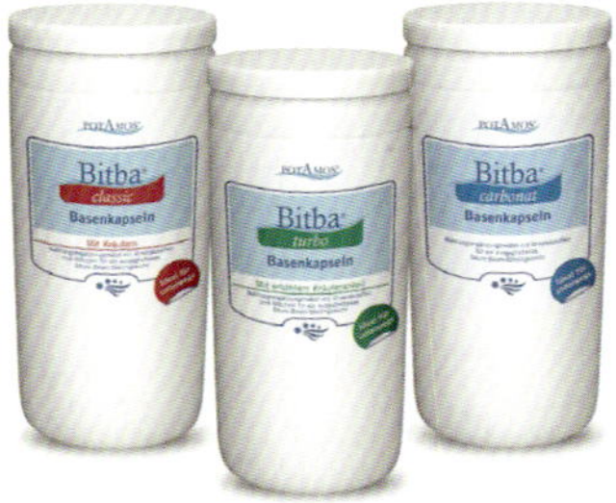

Bitba Basenpulver
in der praktischen Familiendose – ideal auch für Praxen, die mit dem Säure-Basen-Haushalt arbeiten.

Bitba Basenkapseln
ideal für unterwegs.

Bestellung und weitere Informationen unter www.bitba.de.

Aus dem Potamos-Verlag

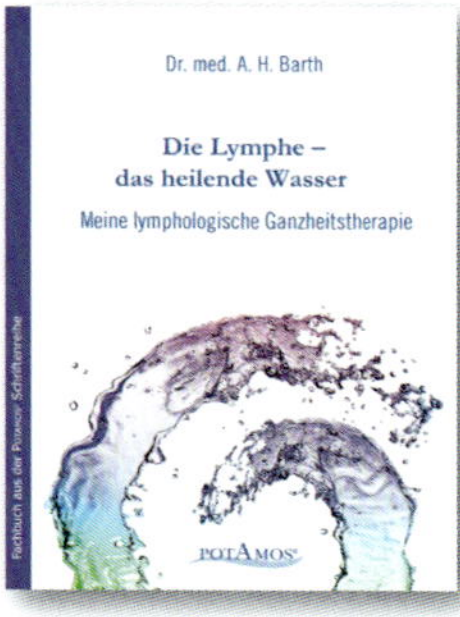

Die Lymphe – das heilende Wasser

Meine lymphologische Ganzheitstherapie

Dr. med. A.H. Barth

Buch: ISBN 978-3-9811851-9-5
E-Book: ISBN 978-3-9811851-3-3

Die Lymphologische Ganzheitstherapie basiert auf dem „In-Fluss-Bringen" der Lymphe und der Lösung tiefer acidotischer Lymphblockaden. Alle Organe und Gewebe werden hierdurch besser durchflutet. Informationen jeder Form - grobstofflich, feinstofflich und energetisch - erreichen einen höheren Wirkungsgrad. Therapien wirken schneller, intensiver und nebenwirkungsärmer.

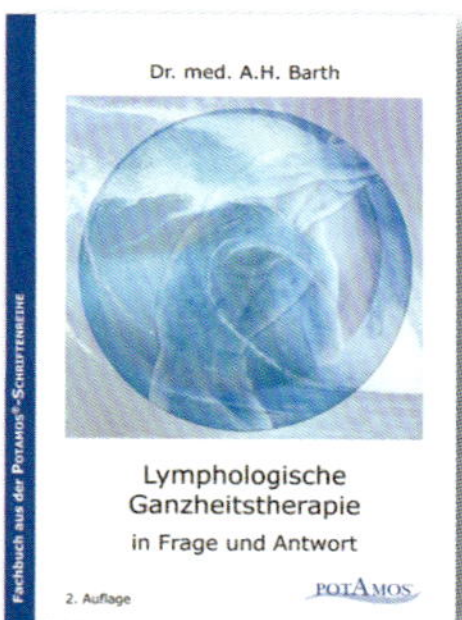

Lymphologische Ganzheitstherapie in Frage und Antwort

Dr. med. A.H. Barth

2. Auflage

ISBN 978-3-9811851-2-6

Dr. med. A.H. Barth beantwortet Fragen rund um das Thema Lymphe. Auf einfache und verständliche Art und Weise werden Lymphfluss und Lymphkreislauf erklärt sowie Bedeutung und Aufgaben der Lymphe im Spannungsfeld zwischen Gesundheit und Krankheit dargestellt.

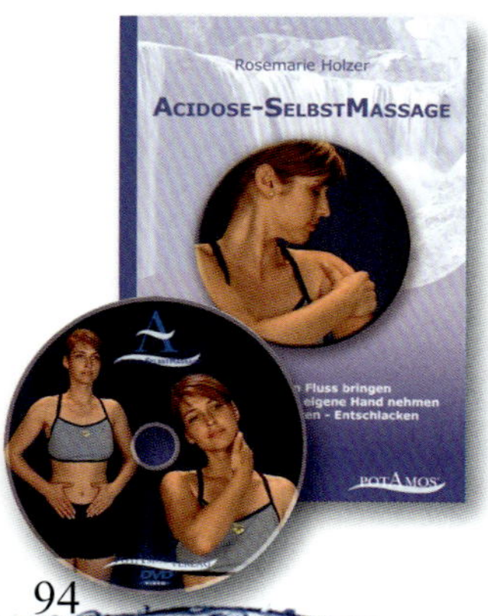

Acidose-SelbstMassage

Rosemarie Holzer

6. Auflage

Buch: ISBN 978-3-9811851-7-1
DVD: ISBN 978-3-9811851-5-7

Dieser Ratgeber enthält ein vollständiges Programm an tausendfach in Kursen erprobten und bewährten Übungen – alles anschaulich mit Abbildungen präsentiert und für die sofortige Umsetzung in die Lebenspraxis bestens geeignet. Fachbeiträge von Dr. med. A.H. Barth erläutern die Notwendigkeit eines intakten Lymphsystems für die persönliche Gesundheit.

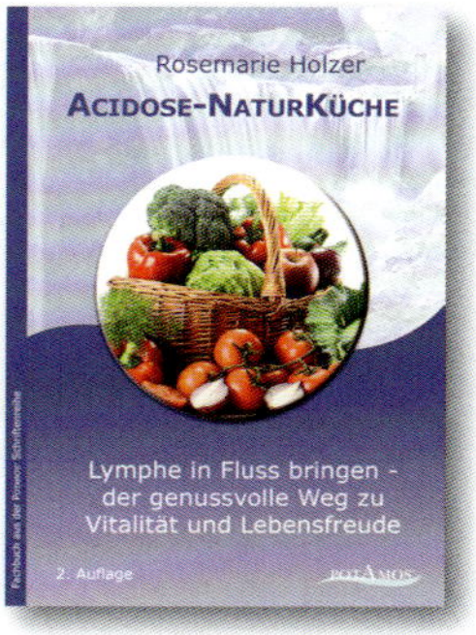

Acidose-NaturKüche

Rosemarie Holzer
2. Auflage

ISBN 978-3-9811851-1-9

Das Buch ist weit mehr als eine Rezeptsammlung. Es bietet Lösungen zu allen Fragen der gesunden und schmackhaften Ernährung und zum Thema Entsäuerung.

Viele farbige Bilder und ausführliche Schritt-für-Schritt-Anleitungen unterstützen Sie bei der Umsetzung der über 200 tiermilch- und zumeist auch glutenfreien Rezepte.

Ein wertvolles Buch, das hilft, aus dem Wirrwarr der unzähligen Ernährungslehren seine individuelle Kost, die zu mehr Wohlbefinden und Vitalität führt, zu finden.

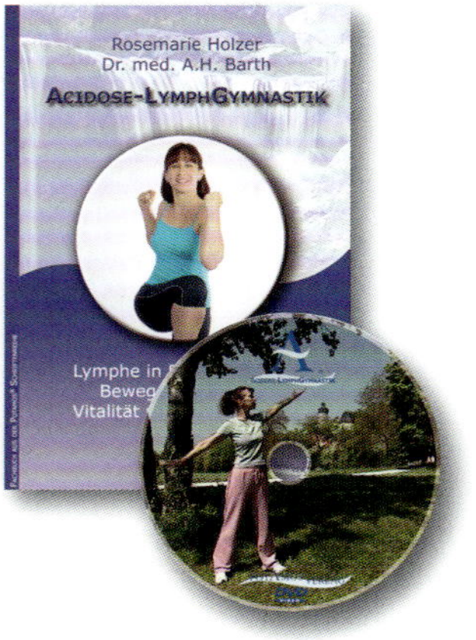

Acidose-LymphGymnastik

Rosemarie Holzer
Buch: ISBN 978-3-9811851-6-4
DVD: ISBN 978-3-9811851-4-0

Rosemarie Holzer beschreibt in diesem Ratgeber ein vollständiges Gymnastikprogramm, alles anschaulich präsentiert und zur sofortigen Umsetzung in die Lebenspraxis bestens geeignet. Die Acidose-LymphGymnastik leistet Hilfe zur Selbsthilfe: Durch Wahrnehmen und Erleben lernen wir wieder, Verantwortung für uns selbst zu übernehmen.

POTAMOS®
ACIDOSECENTRUM
Das Leben in Fluss halten

POTAMOS® Acidosecentrum Rosemarie Holzer
Bugginger Straße 19 a
79379 Britzingen
Deutschland
Telefon: +49 7631 937050
Fax: +49 7631 937092
E-Mail: post@potamos.de
www.potamos.de

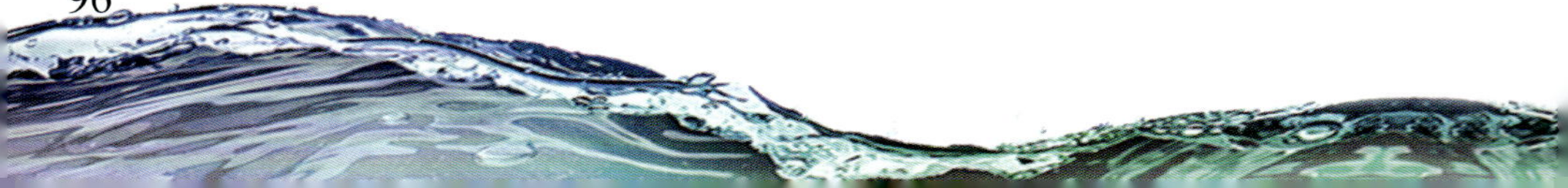